Michael Schünemann

Ableiten, ausleiten, entgiften

Forum Gesundheit

Herausgegeben von Andreas Beutel

Michael Schünemann

Ableiten, ausleiten, entgiften

Konzepte der traditionellen Naturheilkunde

Foitzick Verlag
Augsburg

Wichtiger Hinweis: Die in diesem Buch gemachten Aussagen zu Methoden, Risiken usw. wurden vom Autor sorgfältig erarbeitet und geprüft. Dennoch erfolgen alle Angaben ohne Gewähr. Weder der Autor noch der Verlag können für eventuelle Nachteile und Schäden eine Haftung übernehmen, die aus den im Buch gemachten Hinweisen resultieren. Die in diesem Buch enthaltenen Ratschläge können und sollen keine fachliche Beratung durch Arzt oder Heilpraktiker ersetzen.

Bibliografische Information Der Deutschen Bibliothek
Die Deutsche Bibliothek verzeichnet diese Publikation in der Deutschen Nationalbibliografie; detaillierte bibliografische Daten sind im Internet über <http://dnb.ddb.de> abrufbar.

© 2006 Klaus Foitzick Verlag, Augsburg

Layout und Satz: paper-back gmbh, München
Umschlaggestaltung: paper-back gmbh, München
Druck und Bindung: AZ-Druck und Datentechnik, Kempten
Titelabbildung: EyeWire Images

Das Werk ist urheberrechtlich geschützt. Die dadurch begründeten Rechte, insbesondere die der Übersetzung, des Nachdrucks, der Funksendung, der Wiedergabe auf fotomechanischem Weg und der Speicherung in Datenverarbeitungsanlagen, auch bei nur auszugsweiser Verwertung, bleiben vorbehalten.

ISBN 3-929338-64-5
1. Auflage 2006 Foitzick Verlag, Augsburg

Inhaltsverzeichnis

Vorwort 7

Einleitung 9

Naturheilkundliche Grundlagen 11
    Generelle Regelkreise, Grundfunktionen 11
    Regelkreis des Lebens 12
    Überschussstoff 15
    Reizlehre 17
    Die vier Säulen der Naturheilkunde 22
    Temperamente 23
    Konstitution, Diathese, Disposition 26

Was nimmt teil an Ableitung, Ausleitung und Entgiftung? 29
    Blutsystem 29
    Lymphsystem 31
    Vegetativum 32
    Kolloide 33
    Eliminationssysteme 35

Ableitung, Ausleitung, Entgiftung 45

Verdünnen – Lösen – Purgieren (Ausscheiden/Abführen) 51

Anzuwendende Methoden 55
    Arznei-Therapie 55
    Der Aderlass 63
    Das Schröpfen 66
    Baunscheidt-Verfahren 68
    Weitere Ab- und Ausleitungsverfahren 70

Die JSO-Entgiftungstherapie	75
Frühjahrskur	79
Herbstkur	83
Schwermetallausleitung	87
Anhang	91

Vorwort

Das vorliegende Buch nimmt in der Literatur einen besonderen Platz ein. Obwohl *Ableitung, Ausleitung und Entgiftung* Grundthemen der traditionellen Naturheilkunde sind, kommt erst in diesem Buch vieles zu Wort, was in den meisten Büchern nicht gesagt bzw. nicht geschrieben steht: Es sind die gedanklichen Hintergründe und das praktische Wissen unserer abendländischen Heilkunde. Es ist das tradierte Wissen der Altvorderen, welches heute wieder mehr und mehr in den Reihen der Heilpraktikerschaft an Bedeutung erlangt. Die Rückbesinnung auf die traditionelle Heilkunde.

Herr Michael Schünemann schafft etwas ganz Besonderes, indem er ein kleines, ein fassbares Buch geschrieben hat. Das beachtliche Wissen vieler Generationen in der Naturheilkunde wird zeitaktuell, komprimiert und sachlich klar dargestellt – er fasst die Basis des Gedankengutes auf engsten Raum zusammen.

Ein Blick in das Inhaltsverzeichnis zeigt, dass die Themen „Ableitung, Ausleitung und Entgiftung" übersichtlich und strukturiert besprochen werden. Dabei ist das Geschriebene anschaulich und immer vor dem Hintergrund der eigenen Praxisarbeit dargestellt.

Wir freuen uns, dass dieses Buch endlich entstanden ist. Möge es Vielen Hilfe und Anregung bringen.

Augsburg, Dezember 2005   Der Herausgeber
                                                      Andreas Beutel

Einleitung

In der heutigen wissenschaftlichen Medizin spielen Aus-, Ableitung und auch Entgiftung nur eine äußerst geringe oder gar überhaupt keine Rolle mehr. Man darf aber nicht vergessen, dass alle traditionellen naturheilkundlichen Heil- und Behandlungssysteme einen Großteil ihrer therapeutischen Energie auf Aus- und Ableitung gelegt haben. Und dies hat seinen Grund. Man sollte diese, im Falle der chinesisch-asiatischen Medizin 5000-jährige, im Falle unserer abendländischen Anschauung 3000-jährige Tradition und wohlbegründete Verfahrensweise nicht einfach der Vergessenheit anheim fallen lassen. Naturheilkunde hat ja eben nichts mit einer wie auch immer gearteten und verkauften „Blumentherapie" zu tun, sondern bezieht sich auf das Heil der Natur – hier eben das Heil der menschlichen Natur.

Um Aus- und Ableitung zu verstehen bzw. selektiv zu betreiben, sollte man um die Vernetztheit des Systems, um die Funktionen des Systems, wissen. Die Grundfunktionen der Natur lassen sich in Assimilation, Dissimilation und Elimination recht anschaulich darstellen. Setzt man diese Grundfunktionen in ein sich selbst regulierendes Verhältnis, zeigt sich die essentielle Bedeutung einer intakten Entsorgung des Systems. Gelingt es der Natur die Elimination zu bewerkstelligen, so ist eine Selbstregulation des Stoffwechsels ein Leichtes und bedarf nur selten therapeutischer Eingriffe. Ist der entsorgende Aspekt der Stoffwechselvorgänge allerdings gestört, so ist der Ablauf der Lebensvorgänge insgesamt behindert und bedarf sehr wohl einer therapeutischen Hilfestellung.

Der Krankheits-, wie auch der Gesundheitsbegriff ist sehr individuell zu interpretieren. Aus diesem Grunde ist eine determinierte Betrachtung des Patienten zwingend von Nöten. So ist es nicht nur wichtig, ob der Betroffene alt, jung, groß, klein und ein Mann oder eine Frau ist, sondern vor diesem Hintergrund sind natürlich in erster Linie das

Temperament, die Konstitution und/oder die Diathese als diagnostischer Aspekt zu beachten. Selbstredend ist eine akute Entzündung bei einem Choleriker anders zu beurteilen als bei einem Phlegmatiker.

Natürlich müssen auch die Regelmechanismen der Natur innerhalb einer naturheilkundlichen Therapie Beachtung finden. So muss vor einer Ausleitungs-, Ableitungs- oder auch Entgiftungstherapie der Kräftestatus beurteilt werden, um das System nicht zu überfordern.

Auch bei einer Elimination gilt immer die Frage des „Wie". Will man durch die Wüste fahren, so sollte eine der ersten Überlegungen sein, womit man dies bewerkstelligen will. Aus dem gleichen Grund ist es von allergrößter Wichtigkeit zu wissen, welches der zahlreichen Eliminationssysteme therapeutisch genutzt werden kann oder soll, bzw. wie es nutzbar gemacht werden kann.

Die angewandten Methoden sind meist so gut wie die Fähigkeit des Therapeuten mit ihnen umzugehen. Das Wissen um die Möglichkeiten eröffnet erst den therapeutischen Horizont und die therapeutische Weite, die sich mit dem Wissen um Ausscheidung, Ableitung und Entgiftung ergeben. Im vorliegenden Büchlein sollen keine fixierten Rezepte, sondern der Problemkomplex selbst dargestellt und Lösungsansätze an die Hand gegeben werden.

Naturheilkundliche Grundlagen

Generelle Regelkreise, Grundfunktionen

Die belebte Natur funktioniert ausschließlich durch intelligente Regelung und nie durch Steuerung ihrer Systeme. Daher ist es im naturheilkundlichen Sinne auch nicht angezeigt eine steuernde Therapie zu betreiben. Das heißt nicht, dass innerhalb der Akut- und Notfallmedizin steuernde Medikamente und Methoden nicht zwingend notwendig wären, da hier ja die interne Regulation versagt oder gar aussetzt.

Im normalen Praxisablauf sollte allerdings immer darauf geachtet werden, dem Organismus seine Reaktionsfreiheit zu erhalten. Dies bedeutet z.B., dass bei einem überladenen Magen nicht sofort eine Entleerung provoziert oder an Antacida gedacht werden muss. Man kann besser versuchen die Magenfunktion zu kräftigen, etwa mit Jsostoma®S, 1-mal 5 Tabletten, und dem System somit die Option zur Überwindung oder auch zur Entleerung zu belassen.

Daher sollte der Behandler stets bemüht sein, im Zuge seiner diagnostischen Betrachtungen eine eventuelle Störung einer internen Regelung zu erkennen. Dies ist wichtiger als die Suche nach einem „erkrankten" Organ.

Im naturheilkundlichen Sinne stehen Funktion und Organ in folgendem Verhältnis:

- Die Natur kennt keine Organe, sie kennt nur Funktionen.
- Die Funktion schuf sich das Organ zum Werkzeug.

Am Anfang stehen die Funktion und die Notwendigkeit der Ausübung dieser Funktion. Die Natur hat verschiedene Methoden entwickelt, um solche Funktionen auszuüben. Man denke z.b. an die Notwendigkeit, etwas zu umgreifen.

- Der Mensch und seine Hände.
- Die Schlange ohne Hände wickelt sich um das Objekt.
- Die Amöbe umfließt das Objekt.

Diese Liste kann man fortführen, aber auffällig ist, dass sich immer nur das „wie", das Werkzeug, wandelt. Daher ist wichtig: Die Funktion schuf sich das Organ zum Werkzeug und nicht andersherum. Sonst wäre das Werkzeug Selbstzweck und würde irgendwelche Funktionen aus sich heraus durchführen.

Auf uns bezogen: Es würde nicht sehr viel helfen, wenn wir die Anatomie und Physiologie (Speicherorgan, Ansäuerung, Vorbereitung der Verdauung) des Magens kennen, aber nicht seine Vernetztheit im System – also die Verknüpfung (Konsens) mit Milz, Leber, Niere und dem Herz-Kreislauf-System.

Regelkreis des Lebens

Der grundlegendste aller Regelkreise ist die Selbstregulation der drei Stoffwechselgrundfunktionen Assimilation, Dissimilation und Elimination und soll daher kurz dargestellt werden.

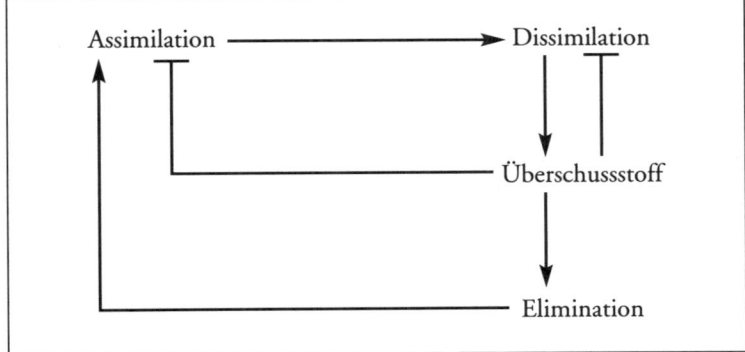

Regelkreis des Lebens

Eine intakte Assimilation erfordert eine Dissimilation. Der aufgenommene Stoff, die zu Eigen gemachte Information, muss verarbeitet werden. Selbst Sauerstoff muss verbrannt werden, muss zur Oxidation verwendet werden. Frei wäre er toxisch. Aus dieser Dissimilation heraus entsteht zwingend ein Überschussstoff.

Dieser Überschussstoff bewirkt zweierlei:
Einerseits hemmt er eine erneute Assimilation. Andererseits regt dieser Überschussstoff seine eigene Entsorgung, die Elimination an. Hier ist die Natur also schlauer als wir: Solange Abfall nicht entsorgt ist, wird so gut wie möglich neuer vermieden. Nur eine erfolgte Elimination wird eine erneute Assimilation zulassen.

Dieser Regelkreis ist nicht nur gültig für den Gesamtorganismus, sondern bis in den Stoffwechsel hinein. Nach dem Motto: Wie im Großen so im Kleinen. Er funktioniert im Großen (Verdauungstrakt), genauso wie in den Kolloidalsystemen der Grundsubstanz.

Die Grundfunktionen der Naturheilkunde:
Die **Assimilation** beschreibt die Zueigenmachung von Stoffen und Informationen. Beides ist gleichberechtigt wichtig.
Bei Stoffen ist sie eine offensichtliche Notwendigkeit: Aus Butter und Olivenöl kann nur nach einer ordentlichen Assimilation ein Füll-, ein

Speicher- oder ein Funktionsfett entstehen. Ebenso ist dies bei Informationen bzw. bei Kräften notwendig. So kann eine Information erst als solche gelten, wenn sie auch verstanden wird. Verstanden wird sie dann, wenn individuelle Assoziationen bestehen. Diese Bezüglichkeiten müssen natürlich erst entstehen oder angeeignet werden – die Information wird assimiliert. Die Assimilation der Stoffe erfolgt in den ersten Wegen im Verdauungstrakt, geht aber weiter hinein in das Blut- und Lymphsystem durch das Interstitium bis zur Zelle. Denn erst hier findet der Stoff seine Reife, und erst hier wird tatsächlich damit gearbeitet. Das heißt, eine assimilatorische Störung kann sich mit Blähungen äußern, genauso aber auch in einer Anämie, Muskelatrophie, Osteoporose oder einer Verschlackung der Transitstrecke.

Die **Dissimilation** ist der einzige Bereich im Organismus, der Energie bringt, alles andere kostet Energie. Energie ist das Wertvollste, was wir haben. Unter Dissimilation verstehen wir die Freisetzung bzw. die Gewinnung von Energie: Freisetzung (Bewegung, Wärme), Gewinnung (in der ATP-Synthese). Die Dissimilation, so wichtig sie ist, ist schlecht therapeutisch beeinflussbar. Es gibt wenige Medikamente, welche die Dissimilation beeinflussen können, in aller Regel Phosphate wie Biochemie ISO Nr. 3 Ferrum phosphoricum als Regulator.

Bei der **Elimination** geht es um die Entsorgung. Man unterscheidet die innere von der äußeren Elimination. Die innere bezeichnet die Drainage der Gewebe über Blut und Lymphe hin zum eliminierenden System, zu den Ausscheidungsorganen. Die äußere Elimination bezeichnet die Ausscheidung zur Außenwelt.

Diagnose der Grundfunktionen:

Diagnostisch betrachtet sind diese drei Grundfunktionen einfach zugänglich.

Beim anamnestischen Arbeiten kann die assimilatorische Grundfunktion abgefragt werden: Wie ist der Appetit und der Hunger? Wird alles gegessen, wird alles vertragen?

Die dissimilatorische Grundfunktion ist zugänglich, wenn man den Wärmehaushalt betrachtet: Ist die Haut warm, ist sie kalt, ist sie feucht?

So deutet eine warme Haut auf eine angepasste Energiefreisetzung, eine kalte Haut auf eine reduzierte Dissimilation und eine erhitzte Haut auf eine übermäßige Freisetzung von Energie hin.

Auch die eliminatorische Grundfunktion ist relativ einfach abfragbar, indem man sich nach den Ausscheidungen erkundigt: Stuhl, Harn, Schweiß, Atmung und Menstruation.

Die innere Elimination spiegelt sich in der Haptik der Gewebe wider (Verquellungen, Verhärtungen, Gelosen und dergleichen).

Über die Pulsdiagnose erfährt man, was sich im Gefäß bewegt bzw. wie es bewegt wird. Jeder Überschuss ist im Endeffekt ein Reizstoff. Gereizte, große kräftige Pulse weisen auf eine erhöhte Dissimilation und auf einen erhöhten Anfall an Überschussstoffen hin. Schwache, weiche Pulse deuten auf eine seit langem chronisch verminderte Elimination. Im Falle der akuten Verschlackung würde die Reizbarkeit erhöht sein.

Die Kenntnis der grundlegenden Funktionen und das Wissen um deren innerste Regulation macht die Bedeutung von Ausleitung, Ableitung und Entgiftung im therapeutischen Handeln überdeutlich.

Überschussstoff

In der Natur gibt es keinen echten „Abfall" oder gar „Müll". Es gibt nur Überschussstoffe oder überschießende Reaktionen. Das Hauptproblem ist die Entsorgung dieser Überschussstoffe.

Dabei kann ein und derselbe Stoff ein Überschussstoff sein oder ein sinnvoller Reizstoff – je nach der jeweiligen Stoffwechselaktion. So kann Harnsäure durchaus ein sinnvoller Reizstoff für die Nierenfunktion sein. Ein Beispiel aus der Humoralpathologie: Die Schwarzgalle, von der Milz kommend, wird zwar über den Magen eliminiert, ist aber auch der Erreger der Magentätigkeit selbst. Das heißt, wenn man diese Milzmelancholie vollständig entsorgen könnte, hätte man in der Folge ein Ausbleiben der Magenfunktion mit all den daraus resultierenden Folgen für Kreislauf, Stimmung, Verdauung usw..

So kann also jeder Stoff und jede Stoffwechselaktion auch als Überschussstoff oder als überschießende Reaktion erscheinen.
„Alles ist Gift und nichts ist Gift, die Dosis macht's"! *(Paracelsus)*

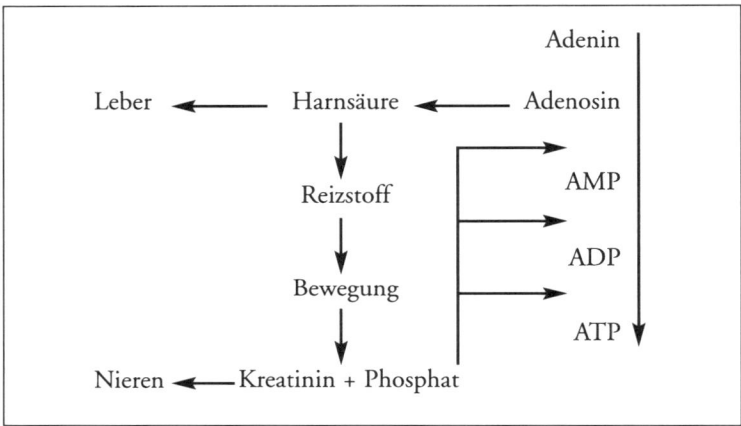

Harnsäure innerhalb der ATP-Synthese

Bei der Reduktion von Adenin zu Adenosin wird Harnsäure frei.
Die Harnsäure dient als Reizstoff in mehrerlei Hinsicht.
Es kommt zur Gewebs- oder Muskelbewegung.
Kreatininphosphat aus dem Aminosäureabbau dissoziiert.
Kreatinin gelangt zur Niere.
Phospate binden sich an Adenosin bis zum ATP.
Die Bewegung wird in der Nachregulation mit Energie „belohnt".

Reizlehre

Wenn man sich mit dem Begriff der „Reizlehre" befasst, muss natürlich erst definiert sein, wer oder was gereizt werden soll. In der belebten Natur kann dies nur die Lebenskraft des Individuums sein.
Diese Lebenskraft ist die zugrunde liegende, mitgegebene Kraft. Ihr Sitz ist das Blut. Es gibt nur eine Vis vitalis, die sich an verschiedenen Orten und zu verschiedenen Zeiten oder Rhythmen äußern kann. Alle Lebensäußerungen sind aktualisierte Aktionen dieser einen Kraft.
Auch die Reizfähigkeit ist eine solche Modifikation der in Tätigkeit gesetzten Lebenskraft. Nach Hufeland und Brown ist die Reizfähigkeit als allgemeinster Ausdruck der tätigen Lebenskraft zu sehen, nämlich Reize perzipieren, propagieren und reflektieren zu können.
Was also beschreibt „Reizfähigkeit"?
Sie ist die Fähigkeit, Reize in Abhängigkeit zur vorhandenen Nervenkraft

1. **aufzunehmen** (perzipieren) → Sensibilität, Reizwahrnehmung.
   Sie ist gebunden an die höhere Entwicklung des Nervensystems.
   Sie leitet die Irritabilität im Sinne von Aktion und Reaktion ein.
   Sie variiert im Körper von Ort zu Ort.
   Sie ist durch Gewöhnung erschöpfbar.
2. **weiterzuleiten** (propagieren) → Reizleitungsfähigkeit.
3. **zu beantworten** (reflektieren)→ Irritabilität, Darstellen des Reizes.
   Die Reizfähigkeit ist gebunden an Blut, Herz und Gefäße.
   Die Aktualität der Lebensvorgänge soll zu dem Zustand führen, der erreicht werden soll (Zielgröße).
   Die Reizfähigkeit ist im ganzen Körper gleich.

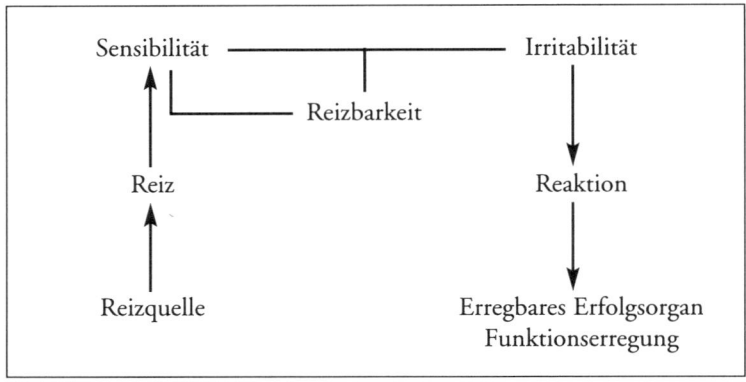

Das Blut als Träger der Lebenskraft vermittelt dem Gefäßsystem die Irritabilität. Die Lebenskraft als Urkraft unserer Natur vermittelt dem System die Fähigkeit zur Reaktion. Auf Grund der Funktionseinheit von Blut und Gefäßsystem findet das Blut seinen Ausdruck am ehesten in der Gefäßaktion. Die Irritabilität wird vom Gefäßsystem auf das Nervensystem übertragen und das Nervensystem als Träger der Sensibilität wirkt wiederum auf die Irritabilität zurück. So besteht hier ein absolut essentieller Regelkreis bezüglich der Freisetzung von Lebenskraft.

Ein Reiz wiederum ist alles, was das Vermögen hat, diese Reizfähigkeit anzusprechen.

Die Regeln der Reizlehre:
1. Ohne Reiz keine Kraftäußerung, keine Wirkung der Lebenskraft, d.h. ohne Reiz keine Reizung.
2. Die Kraftäußerung ist die Summe aus Sensibilität und Irritabilität.
3. Die Reizfähigkeit wird bestimmt durch den Zustand der Lebenskraft, durch die unterschiedliche Organisation eines Menschen (Konstitution, Disposition, Diathese), d.h. die Reizfähigkeit ist abhängig von der Größe der Freiheit der Reaktion auf den Reiz.
4. Die Reizstärke bedingt den Unterschied in der Reaktion.
5. Eine Reizung ist immer verbunden mit einer Kraftäußerung.
Die Kraft erschöpft sich, wenn der Reiz zu heftig und zu anhaltend ist.

6. Es gibt Unterschiede zwischen einem Reiz als Auslöser und einer Reizung als Reaktion. Der Reiz kann aufhören, die Reizung aber fortdauern (abhängig von der Reizstärke) und sich fortpflanzen (als Konsensus), weil sich die Reaktion nicht beruhigen kann, wie das z.b. im Schock-Geschehen der Fall ist.
Reiz = Auslöser
Reizung = Reaktion
7. Ein starker Reiz hebt den schwächeren auf.
8. Ein qualitativer Reiz kann einen quantitativen aufheben. So kann ein Verletzungsschmerz, z.b. beim Kind, durch eine in Aussicht gestellte Besonderheit durchaus kopiert werden.
9. Reize können die Reizfähigkeit erschöpfen.
10. Ein Reiz vermindert die Erregbarkeit dort, wo er stattgefunden hat. Es kommt zur Gewöhnung.
11. Ein Reiz wirkt nicht nur an der Einwirkungsstelle, sondern kann sich auch im Sinne des Konsensus fortpflanzen.

Bezogen auf die Situation der Lebenskraft gilt Folgendes:

- Schwache Reize stärken die Lebenskraft.
- Mäßige Reize erhalten die Lebenskraft.
- Starke Reize schwächen die Lebenskraft.
- Stärkste Reize (zer-)stören die Lebenskraft.

Diese Gegebenheiten sind natürlich nicht nur für Umweltreize gültig, sondern auch, und hier sogar im Besonderen, bei therapeutischen Reizen zu berücksichtigen. So kann einem ohnehin geschwächten Organismus nicht zugemutet werden auszuscheiden ohne vorher seinen Kräftehaushalt (vielleicht auch nur notdürftig) zu regulieren.

So sollte jeder, der eine aus- oder ableitende Therapie, bzw. jeder, der eine Entgiftung erfährt, mit Viscum album cp-Fluid S, 3-mal täglich 5 Tropfen, begleitet werden. Hierdurch kann der Energiehaushalt reguliert werden.

Besondere Berücksichtigung sollte der Zustand der „reizbaren Schwäche" finden, da hierbei eine tatsächliche Schwäche als vermeintliche Stärke auftritt.

Von „reizbarer Schwäche" spricht man bei:

Erhöhter körperlicher und nervöser Schwäche mit Überempfindlichkeit der Sinne, also Übererregung bei einem Schwächezustand mit herabgesetzter Reizschwelle.

> *Jeder kennt die Situation eines „toten Punktes". Der Abend geht über in die Nacht, die Feier geht weiter. Plötzlich wird man schläfrig und kann kaum noch die Augen offen halten (der Zustand entspricht einer Schwäche). Mit aller Kraft (!) und etlichen Tricks, wie Kaffee und Ähnlichem, versucht man diesen Totpunkt zu überwinden. Endlich weicht die bleierne Müdigkeit und die Feier kann weitergehen. Man ist ausgelassen und redselig.*
>
> *Selbst nachdem alles vorbei ist und man schlafen möchte, ist die aufgekratzte Stimmung immer noch da, sodass man nicht zum Schlafen kommt. Man ist zu müde um zu schlafen. Diese Situation entspricht der reizbaren Schwäche.*

Der Zustand der reizbaren Schwäche ist nicht so selten, wie man denkt. So leiden wohl alle darunter, die unter Einnahme von Baldrian eine Beruhigung erfahren. Baldrian ist nämlich kein Beruhigungsmittel, sondern eigentlich ein leichter Reizstoff. Er erhöht zumindest kurzzeitig die kalorische Situation. Bezogen auf den Kräftestatus heißt dies: Baldrian reizt das System so weit, dass es aus dem Zustand der reizbaren Schwäche in den Zustand der echten Schwäche zurückgeführt wird und somit z.B. der Schlaf wieder möglich wird.

Neben dem Viscum album cp-Fluid S für den Kräftehaushalt im Allgemeinen sollte bei der reizbaren Schwäche immer auch an Stoffwechselmittel 1 (St1) Cochlearia cp JSO oder auch an Rhododendron cp-Fluid gedacht werden. Wichtig sind natürlich auch alle Bittermittel und stimulierende Methoden.

Diagnostik:

Bei der Beurteilung der Reizbarkeit geht es natürlich auch um die Beurteilung des Vegetativums. Hierzu können sehr einfache Parameter dienen:

Pupillenstand:
Hier zeigt sich die aktuelle Situation im Vegetativum. Eine Weitpupille entspricht einer Sympathikotonie, also eher einem sensiblen Überhang, eine Engpupille der Parasympathikotonie, also eher einem irritablen Überhang.

Der Sympathikus erfüllt in aller Regel die sensible Grundfunktion durch Erregung der Sensorien. Der Vagus ist hauptsächlich Erreger der glatten Muskulatur und erregt somit die irritable Grundfunktion.

Hippus (Beweglichkeit der Pupille):
Das Regelspiel zwischen M. sphincter pupillae und M. dilatator pupillae zeigt die aktuellen Regelverhältnisse im Vegetativum an.

Puls:
Er ist Gradmesser der Irritabilität und der Vitalität des Systems (s. o.).

Kreislaufregulation:
Hier zeigt sich wie schnell und wie exakt reguliert wird.

Sensibilität:
Sie variiert von Ort zu Ort und kann z.B. über Kitzeln erfasst werden.

Irritabilität:
Sie ist im gesamten Organismus gleich und wird z.B. über Puls oder Dermographismus festgestellt.

Anamnese:
Beinahe alle Grundfunktionen sind vegetativ reguliert und müssen erfragt werden. Bei extremer Diskrepanz von Befund und Befinden oder bei paradoxen Arzneiwirkungen muss mit vegetativen Störungen gerechnet werden. Auch rhythmische Entgleisungen wie das Prämenstruelle Syndrom sind vegetativ dystonisch zu sehen.

Bezeichnend für vegetative Störungen sind fehlende Zeichen spezifischer Organinsuffizienzen. Beschwerden treten vornehmlich in Ruhe auf und bessern sich bei Nutzung der „gestörten" Funktion.

Die vier Säulen der Naturheilkunde

Die vier Säulen der Naturheilkunde sind elementare Ur-Gegebenheiten, die der Mensch, zumindest aber doch der Therapeut, in seiner Therapie berücksichtigen muss.

Die vier Säulen sind:

>Luft
>
>Wasser
>
>Sonne
>
>Bewegung

Da alles, und somit auch der Mensch, nur eine individuelle Mischung der uns umgebenden Urelemente darstellt, ist es nur natürlich eine naturheilkundliche Therapie auch auf dem Umgang mit diesen zu begründen.

In der täglichen Praxis heißt das, den Menschen nicht nur Bewegung in der freien Natur zu predigen, sondern sie auch auf die anderen Aspekte der/ihrer Natur aufmerksam zu machen.

So ist eine dosierte und gezielte Sonneneinstrahlung nicht nur für Psoriatiker segensreich. Sonne als Urfeuer ist immer gut bei Schwächen oder Leeren, bei allen Kältekrankheiten bis hin zur Hypothyreose oder natürlich auch jedweder Herz-Kreislauf-Schwäche.

Kein Feuer ohne Luft. Auch das erscheint einem als Binsenweisheit. Betrachtet man allerdings „Sportler" in den diversen Studios, wird klar, dass hier Aufklärung Not tut. Nur wer sich regelmäßig und ausreichend draußen aufhält und auch bewegt, erhält genügend Luftelement um einen natürlichen Stoffwechsel zu betreiben.

Auch beim „Wasser" geht es um den körperlichen Kontakt mit unserem Urelement. Natürlich muss ausreichend getrunken werden, es muss aber auch regelmäßiger Kontakt zum Wasser bestehen. Ob hier allerdings das chlorierte, malträtierte Etwas aus unseren Wasserhähnen und in unseren Schwimmbädern geeignet ist, sei dahingestellt. Natürliche Gewässer oder auch der Regen sind sicherlich die besseren Varianten.

Wie oft genügt es bei beginnendem Diabetes Typ II den Patienten in Bewegung zu versetzen, um den Blutzuckerspiegel auf einem erträglichen Niveau zu halten.

> *Eine jede Aus- oder Ableitung benötigt Wasser als Medium. Gleichzeitig wird Energie benötigt. Die Sonne ist unser „Urfeuer", sie vermittelt uns Wärme und somit Energie. Keine (naturheilkundliche) Therapie kann ohne diese vier Säulen funktionieren.*

Temperamente

Nach alter naturheilkundlicher oder auch vitalistischer Einstellung gilt für den Menschen als Teil seiner ihn umgebenden Natur: „Wie im Großen, so auch im Kleinen. Wie im Makrokosmos, so auch im Mikrokosmos.". So muss der Mensch selbst, wie auch alles um ihn herum aus den vier Urelementen Erde, Wasser, Luft und Feuer bestehen. Seine Lebensäußerungen und Individualität können sich also nur aus einer ihm eigenen Mischung dieser vier Elemente erklären.

Es ist ja noch recht einfach Wasser im Organismus zu finden, mit den anderen Elementen wird es allerdings schon schwieriger oder gar unmöglich. Also müssen die Elemente Repräsentanten im System haben. Diese Repräsentanten zeichnen sich durch ein für sie spezifisches Verhältnis der Urqualitäten Feuchtigkeit (für Strukturgehalt) und Wärmegrad (für Energiegehalt) aus. Es sind dies die Kardinalsäfte der Humoralpathologie die „Gelbgalle", die „Schwarzgalle", der „Schleim" und das „Blut". Aus der Mischung dieser vier Prinzipien, Elemente, Kardinalsäfte, ergibt sich die Individualität des Einzelnen, sein Temperament.

Kleine Analogie:

Feuer	→	Gelbgalle = Choleria	→	heiß/trocken	→	Sommer
Wasser	→	Schleim = Phlegma	→	kalt/feucht	→	Winter
Luft	→	Blut = Sanguinis	→	feucht/warm	→	Frühjahr
Erde	→	Schwarzgalle = Melancholia	→	trocken/kalt	→	Herbst

Alles was ist und was geschieht, lässt sich auf die elementaren Grundprinzipien reduzieren:

- Eine Entzündung ist feurig, also heiß und trocken und somit ein cholerischer Zustand.
- Ein Gallenstein ist eher eine erdige Situation, ein ausgeschiedenes Stoffwechselendprodukt, also ohnehin schon kalt und trocken und dies auch noch in kristalliner Form: Hier besteht ein melancholischer Zustand.
- Eine Adipositas ist unschwer als kühler und feuchter Zustand zu erkennen, man betrachte und „begreife" nur die Haut. Hier zeigt sich ein Übermaß an wässrigem Prinzip, ein phlegmatischer Zustand.
- Eine spontane Rekonvaleszenz zeugt von einer luftigen Situation. Die vorausgegangene Erkrankung hat nicht sonderlich beeindruckt. Die rasche Gesundung zeugt von ausreichend Feuchtigkeit und Wärme. Es handelt sich also um einen sanguinischen Zustand.

Erst auf den Gegebenheiten des Temperaments etabliert sich die Konstitution. Das bedeutet aber auch: Wer eine Bestimmung der Temperamente durchführt, kann auch die Konstitution bestimmen und somit auch eine individuelle Diagnose und Therapie erhalten!

Schon am Temperament sind individuelle Reaktionsmuster, zum Beispiel bei der Problembehebung, festzumachen. Dabei ist es einerlei, ob es sich um ein gesellschaftliches, oder um ein Stoffwechselproblem handelt. Das Grundmuster der Reaktion wird gleich bleiben:

Der Sanguiniker wird sich gar nicht näher mit der Thematik beschäftigen, sondern eher unbekümmert einen Umgang damit (ver-)suchen.

Dass er sich dabei vielleicht vergallopiert oder auch die Finger verbrennt nimmt er billigend in Kauf. Er ist eben der „Luftikus", für den es nichts wirklich Wichtiges oder immer etwas noch Wichtigeres gibt.

Der Phlegmatiker setzt sich ebenso wenig mit einer wie auch immer gearteten Problematik auseinander. Er wird versuchen die Situation „auszusitzen", kurz - er wartet und hofft darauf, dass alles sich auch mal wieder ändert oder vergeht und vermeidet dabei, soweit möglich, die Eigeninitiative. Eine Ausnahme ist zu nennen: Wenn er etwas „tun" kann um sich eine Situation zu erleichtern, dann wird er es versuchen. Allerdings auch ohne großen Nachdruck. Der Phlegmatiker ist nicht unbedingt faul, er ist untätig und träge.

Der Choleriker empört sich über jedes Problem. Nicht, dass er sofort eskaliert – nein – er wird sofort versuchen das Wesen des Problems zu ergründen, um dann einen strukturierten Plan zur Behebung zu erstellen. Während dieser „Planungsphase" ist er durchaus kompromissbereit und auch für konstruktive Kritik und Zusammenarbeit mit anderen offen. Steht das Vorgehen fest, wird dieser Plan ohne wenn und aber verfolgt. Jede Störung oder auch erzwungene Abweichung vom geraden Weg, wird in der ihm eigenen eskalierenden Art beantwortet. Läuft alles „nach Plan" ist er durchaus ein angenehmer Zeitgenosse. Er ist immer berechenbar. Der Choleriker ist durch seinen Ehrgeiz gekennzeichnet.

Der Melancholiker erkennt die Probleme des Lebens ebenso schnell wie der Choleriker, grämt sich allerdings eher darüber, als dass er versuchen würde etwas dagegen zu tun. Er verzweifelt schon an Kleinigkeiten und bezieht Kritik immer auf sich. Typisch für ihn ist, dass er Probleme und Kritik immer „schluckt" bis das Maß voll ist. Dann eskaliert die Situation allerdings bei geringstem Anlass. In aller Regel aber für die Umgebung nicht offensichtlich reizadäquat. Dadurch wird er unberechenbar. Der Melancholiker wird von Unzufriedenheit mit der eigenen Situation bestimmt.

Konstitution, Diathese, Disposition

Nur eine stabile Konstitution bewirkt auch eine intakte vegetative Regulation und somit eine ausgeglichene Reizlage, also Integrität. Die Konstitution ist schon alleine deshalb sehr wichtig, da von ihr die individuelle Pathologie und Physiologie der Person abzuleiten ist. Das bedeutet: Ein identischer Reiz zeigt nicht bei jedem die gleiche Reaktion. Konstitution ist also kein Krankheitsbegriff, sondern sie beschreibt die Rahmenbedingungen der individuellen Krankheit und Gesundheit. Somit ist eine Konstitutionstherapie quasi eine Milieu-Therapie. Sie vermittelt zwischen Gesundheit und Krankheit und reicht oft schon aus, um eine Gesundung zu erreichen.

Beim Menschen ist die fetale Phase unterbrochen, d.h. die Ausreifung erfolgt postnatal, also nicht im Mutterleib, sondern in den so genannten Prägephasen. Dies ist nötig um sich der jeweiligen Umwelt, in die der Mensch hineingeboren wird, optimal anpassen zu können. Ein Tier, das im Mutterleib zum größten Teil bereits ausreift, ist lediglich auf die der Rasse bekannten Umwelt optimiert. Treten jedoch Veränderungen dieser Umwelt auf, z.B. im Klima, bestehen nachträglich kaum noch Anpassungsmöglichkeiten. Sind aber bestimmte Prägephasen postnatal, ist eine Anpassung auch noch möglich. Durch die so ermöglichte individuelle Entwicklung wird die Konstitution geprägt.

Im Falle einer Erkrankung ist die Grenze der Anpassungsfähigkeit erreicht oder sogar überschritten, sodass das System zu außergewöhnlichen Mitteln greifen muss. Statt mit stiller Feiung, wird mit einem akuten Infekt auf einen Erreger reagiert.

Das heißt aber auch:
Wann welche Erkrankung bei wem ausbricht ist nur sekundär umweltbedingt. Ausschlaggebend ist vielmehr die individuelle Anpassungsfähigkeit an die Umwelt. Diese Tatsache bezieht sich nicht nur auf Infekte, sondern lässt sich genauso für Allergien, vegetative Störungen und vieles mehr feststellen.

Konstitution beschreibt die Richtung und das Ausmaß der individuellen Anpassungsfähigkeit

Konstitution = Genotyp + Umweltgegebenheit + Zeit   *(J. Broy)*

Um in einer ihm feindlichen Umwelt existieren zu können, hat der Organismus individuelle, in der Konstitution begründete, Methoden des Überlebens entwickelt. Diese Methoden spiegeln sich in den individuellen Diathesen und Dispositionen der Person wieder. Streng genommen entspricht der Begriff der Diathese dem der Disposition. Dennoch werden damit heute verschiedene Gegebenheiten beschrieben:

- Die Diathese beschreibt die Art einer Reaktion, wie das zum Beispiel bei der exsudativen Diathese der Fall ist.
- Die Disposition beschreibt den Ort der Reaktion, quasi den Ort des geringsten Widerstandes. Wobei hiermit keinesfalls immer eine Schwäche angezeigt wird. Vielmehr zeigt das System einen Ort der Stärke, einen Ort, der eine kompensierende Reaktion zusätzlich auch ertragen kann.

Sicherlich ist diese Differenzierung in praxi so nicht immer nachvollziehbar, dennoch sollte man sich einen Überblick über die individuelle Art und Weise der Reizver- und -bearbeitung machen, um den Patienten besser einschätzen zu können.

> *Ein hochfiebriger Zustand ist bei einem oxygenoid geprägten Kind sicherlich eher zu dulden, als bei einem Lymphatiker mit exsudativer Diathese. Ein Mensch mit harnsaurer Diathese muss sich über erhöhte Harnsäurewerte weniger Sorgen machen, als ein Mensch mit vagotoner Diathese.*

Was nimmt teil an Ableitung, Ausleitung und Entgiftung?

Blutsystem

Sowohl das Blut als Funktionsgewebe, wie auch das Gefäß- und Leitungssystem, nehmen an Ableitung, Ausleitung und Entgiftung teil. Ge-

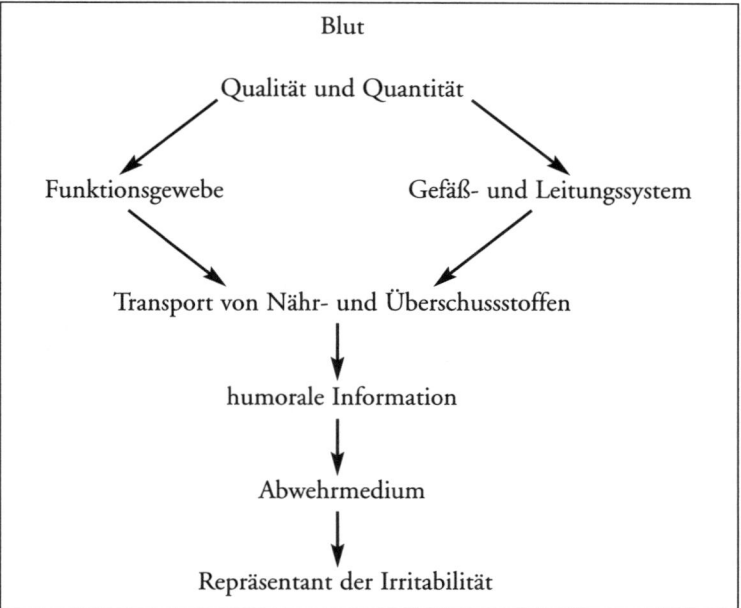

Das Blutsystem

meinsam dienen sie dem Transport von Nähr- und Überschussstoffen. Außerdem ist das Blut Vermittler humoraler Informationen (über Hormone).

Schon immer galt das Gefäßsystem als Gradmesser der Irritabilität, sprich der Reizbeantwortung des Systems. Sie ist im gesamten Organismus gleich, sodass über die Beurteilung des Pulses bereits weit reichend diagnostiziert werden kann. In der TCM, aber auch in der traditionellen Medizin, ist und war die Pulsdiagnostik gang und gäbe. Allerdings ist nicht nur die Qualität des Pulses von Wichtigkeit, sondern auch, ob er ebenfalls an der richtigen Stelle vorhanden ist. Schon alleine daraus lässt sich die Blutverteilung und damit grob die Kreislauffunktion beurteilen.

Folgende beiden Parameter sind für ein gutes Funktionieren des Blutes ausschlaggebend:
- Quantität (Labor)
- Qualität (Blutverteilung: ein Blut, das nicht fließt, ist kein Blut)

> Eine chronisch anämische Patientin, deren Blutarmut sich über Jahre durch eine Hypermenorrhö etabliert hatte und deshalb keine für eine Anämie typische Müdigkeit aufwies, sollte über Gewebemittel 11 (Gw11) Rhus toxicodendron cp JSO, 5-mal täglich 10 Globuli, und Biochemie ISO Nr. 11 Silicea D6, abends 3 Tabletten, wegen ihrer rheumatoiden Muskelschmerzen behandelt werden.
>
> Nach knapp zwei Wochen Einnahme brach sie die Therapie zunächst ab, da sie unter „unnatürlicher Müdigkeit" litt und so ihr Tagesgeschäft nicht mehr erledigen konnte. Nach gutem Zureden war sie einverstanden, über zwei Monate das Blut zu stärken (Adermittel 3 (Ad3) Hydrastis cp JSO, 3-mal täglich 20 Globuli, und Capsella cp-Fluid, 3-mal täglich 5 Tropfen) und im Anschluss die oben genannten „Rheumamittel" noch einmal zu probieren. Durch die Stärkung der Blutfunktion war die Müdigkeit jetzt kein Problem mehr und die Therapie konnte erfolgreich durchgeführt werden.

Lymphsystem

Neben den anatomischen Strukturen, wie Lymphknoten, -bahnen und -flüssigkeit muss im Besonderen der funktionelle Aspekt des Lymphsystems beachtet werden. In der traditionellen Anschauung ist es ein wichtiges Ent- und Versorgungssystem.

So ist das Lymphsystem auch Vermittler und Bringer von nährendem Schleim, dem alten Phlegma, im potentiell werdenden Sinne. Die Qualität von Phlegma im humoralpathologischen Sinne ist mit „feucht und kalt" beschrieben. Diese Urqualitäten zeigen an, dass sich im Phlegma sehr viel Strukturenergie (feucht), aber auch recht wenig freie Energie (kalt) befindet. Aus diesem Überhang an Strukturenergie ist die Potenz zur Hervorbringung zu werten. Wenn also Information in das Phlegma eingebracht wird, wie das etwa beim Zeugungsakt der Fall ist (DNS), dann kann aus der Feuchtigkeit z.B. neues Leben hervorgehen.

Man betrachte hierzu nur das Bild der Skrofulose als Ausreifungsstörung des Lymphsystems mit ihren allgemeinen Nutritionsphytosen bis hin zu endokrinen Störungen oder auch deren Ausprägung im heute so aktuellen „ADS-Syndrom".

Auch wenn man lediglich die eliminierende Funktion der Lymphe zu Grunde legt, wird die essentielle Wichtigkeit vor dem Bild des „Regelkreis des Lebens" doch recht deutlich. Wenn man nun beachtet, dass das Lymphsystem das Kompensationssystem der venösen Systeme darstellt, ist die zentrale diagnostische, wie auch therapeutische Stellung, klar. Jede venöse Insuffizienz hat im Vorfeld das lymphatische Versagen und kann auch so therapiert werden.

> Ein 56-jähriger Busfahrer klagt trotz Varizen-Operation und der Einnahme diverser Venentherapeutika über massive Stauungsbeschwerden mit Schmerzen, Missempfindung und Unterschenkelödemen.
>
> Allein die Einnahme von
>
> Lymphmittel 1 (Lf1) Echinacea cp JSO, 3-mal täglich 10 Globuli, und
>
> folgender Tee:
> Fol. e Flor. Crataegi 75.0
> Bulb. Scillae 25.0
> M.f. Species
> D.S.: 1 Teel./Tasse zum Infus, morgens eine Tasse,
>
> brachte Erleichterung. Die Einnahme erfolgte bis zur Verrentung mit 61 wegen chronischer Lumbago.

Vegetativum

Alle Grundfunktionen, und damit natürlich auch die eliminatorische, sind vegetativ reguliert. Daher ist es von größter Wichtigkeit für eine ausgewogene vegetative Grundstimmung zu sorgen.

Das „Vegetativum" stellt eine Funktionseinheit verschiedener Systeme dar, die dafür sorgen, dass wir im animalischen Sinne leben. Sie agieren also unwillkürlich reizadäquat. In der naturheilkundlichen Betrachtung erschöpft sich das Vegetativum nicht in Sympathikus, Parasympathikus und intramuralem System in ihrer Gesamtheit als Neurovegetativum. Rein funktional gehört natürlich auch das der Hypophyse anhängige Hormonsystem zum Vegetativum, als „endokrines Vegetativum".

Dieses Vegetativum reguliert sämtliche Grundfunktionen im Organismus, also:
- Atmung / Herzaktion
- Verdauung

- Stoffwechsel
- Sekretion
- Wasserhaushalt
- Gewebsstimmung
- Reizlage

Es gilt der Satz: „Es gibt keine Erkrankung mit normaler Reizlage".

Also gibt es auch keine Erkrankung ohne ursächliche, begleitende oder erhaltende vegetative Dystonie. Somit ist es durchaus sinnvoll bei jedweder Erkrankung immer auch das Vegetativum zu behandeln.

Hierzu stehen folgende Fluide zur Verfügung:
Sambucus cp-Fluid: Vagotonikum.
Rhododendron cp-Fluid: Sympathomimetikum.
Viscum album cp-Fluid S: Reguliert den Kräftehaushalt.

Kolloide

Das kolloidale System entspricht der Grundsubstanz nach Pischinger, dem kolloidalen Bindegewebsorgan nach Schade bzw. der Vor-Niere nach Volhard.

Immer handelt es sich um ein hoch vernetztes System im Sinne eines biologischen, damit offenen und regulierten Fließsystems. Die Grundsubstanz ist quasi der Humor der Humoralpathologie, also das Medium des Lebens schlechthin.

Es handelt sich um eine Funktionseinheit aus kapillaren Endstrombahnen, offenen Lymphbahnen, Bindegewebszellen, frei endenden Axonen des Vegetativums und strukturierter extrazellulärer Flüssigkeit. Diese Funktionseinheit durchzieht den gesamten Organismus. Durch sie hindurch muss jede Information, nerval oder auch humoral, geleitet und jede Materie gefiltert werden.

Dies ist die viel beschworene Transitstrecke!

Die Grundsubstanz stellt den Entfaltungsspielraum unserer Natur dar. D. h. das „Ich" kann sich nur so weit entfalten, wie es die Grundsubstanz zulässt. Hier ist einer der Gründe für Diathesen, wenn nicht sogar der Ursprung von Konstitutionen, zu suchen.

Daher ist es von äußerster Wichtigkeit sich um eine intakte Struktur und vor allem intakte Funktion der Grundsubstanz zu kümmern. Neben der Funktion der Endstrombahn und der Lymphe, müssen wir uns besonders um die „strukturierte Flüssigkeit" und deren Funktionsregulation kümmern.

Die Fibrozyten des Bindegewebes bilden das Maschenwerk der Grundsubstanz. Es besteht aus hochpolymeren Zucker-Eiweiß-Komplexen, vor allem aus Proteoglykanen und Strukturglykoproteinen (Kollagen, Elastin, Fibroketin usw.). Durch dieses Maschenwerk muss jeder Stoff und jede Information!

Die Passierbarkeit ist abhängig von der Konzentration und der Molekulargröße der Proteoglykane. Außerdem ist sie abhängig vom Zustand der flüssigen Anteile, also ob ein Sol- oder Gel-Zustand vorhanden ist. Dies richtet sich nach dem vorherrschenden pH-Wert und damit nach den vorhandenen Elektrolyten. Diese Vorgänge sind ausschließlich vegetativ reguliert.

> Im Kolloid beginnt und endet die innere Elimination. Hier beginnt alles was im Entferntesten mit Aus- und Ableitung, bzw. mit Entgiftung zu tun hat. Hier spielt sich im Grunde unser Leben ab und hier endet es auch, z.B. durch Verschlackung!

Wer den „Regelkreis des Lebens" im Hinterkopf hat, der weiß, dass er hier alleine mit einem Natrium sulfuricum D6 als Erreger des Klärstroms eventuell ganze Krankheitsbilder auflösen kann. Jede tastbare Gelose, z.B. in den Reflexzonen am Rücken, stellt eine Trocknung, Überfeuchtung, Ablagerung, Völle oder auch Leere gerade innerhalb der kolloidalen Grundsubstanz dar und kann somit recht gut behandelt werden.

Eliminationssysteme

Wie man wissen muss, was ausgeschieden werden soll, so muss man auch wissen, worüber ausgeschieden werden soll. Die Funktion schuf sich ja das Organ als Werkzeug. Somit ergibt sich zwar die Gesamtheit aller Ausscheidungsorgane, aber durch deren Spezifizierung erfolgt eine gewisse Differenzierung.

Wenn der Organismus nicht in der Lage ist, das System zu nutzen, muss man versuchen, die spezifische Funktion zu stärken. Damit ist allerdings noch keine kräftige Ausscheidung garantiert.

Die im Folgenden genannten Mittel sind Funktionsmittel für das jeweilige System, sie stärken das System oder das Organ durch die Funktion. Auch bei entfernten Organen ist deren Funktion ja noch immanent. Die Funktion lässt sich nicht wegoperieren, sondern nur das Werkzeug. So ist offensichtlich, dass die Nierenfunktion zum großen Teil von nur einer Niere erfüllt werden kann, dass die Milzfunktion von der Leber übernommen werden kann. Genauso kann die Milz Fehlfunktionen der Leber kompensieren. Es gibt auch kein Leber- oder Milzmittel, es gibt nur Funktionsmittel.

Die HNO-Schleimhäute
Die HNO-Schleimhäute sind ähnlich robust wie die des Urogenitaltraktes. Sie können sehr große Mengen in kurzer Zeit eliminieren. Da sie aber den Umweltbedingungen ausgesetzt sind und natürlich darauf reagieren müssen, ist die Ausscheidungstätigkeit nicht konstant. Es gibt eine Hierarchie dessen, was getan werden muss: Die Reaktion auf Temperatur-, Feuchtigkeits- oder Druckschwankungen der Umgebung ist primär, die Ausscheidung sekundär.

Nasen- und Augensekret sind die „letzten Ausscheidungsmöglichkeiten" des Systems, so dass besonders hier auf eine intakte Funktion geachtet werden muss. Eine schöne Art der Anregung ist hier das Rödern der Nase im Sinne der Nasenreflextherapie.

Biochemie ISO Nr. 4 Kalium chloratum D3, bis 5-mal täglich 3 Tabletten, hemmt die Fibrinbildung aus Fibrinogen und hält damit den Schleim flüssig. Wenn die Ausscheidung mehr auf infektiöser Basis mit trockenen Schleimhäuten der Nase läuft, hilft Sinusitis Hevert, 5-mal täglich 2 Tabletten, um den Schleim wieder ins Laufen zu bringen.

> Eine klimakterische Patientin mit Amenorrhö, Druck im Unterleib, Druckkopfschmerz und massiver Coccygie konnte mit Biochemie ISO Nr. 4 Kalium chloratum D3, 3-mal täglich 3 Tabl., Viscum album cp-Fluid S, 3-mal täglich 5 Tropfen, und 2-mal wöchentlich Nase rödern über 4 Wochen sehr gut entlastet werden. Hier kam es offensichtlich zur Ableitung der prämenstruellen Kleinbeckenplethora.

Die Mundspeicheldrüsen

Die Mundspeicheldrüsen werden gerne vergessen, obwohl sie eigentlich das Urgewebe der Nieren sind. Entwicklungsgeschichtlich stammen die Nieren von den Mundspeicheldrüsen ab. Wenn die Nieren in der Funktion nachlassen, etwa bei Patienten, die kurz vor der Dialyse stehen, tritt ein urinöser Mundgeruch auf, und dies obwohl die Haut das größere Ausgleichsfeld wäre und als dritte Niere gilt. Das Ausscheidungspotential der Mundspeicheldrüsen ist dadurch beschränkt, dass sie lediglich Alkalien ausscheiden können. Es muss nicht alles sauer sein, was als Abfall in Erscheinung tritt. Es können im Organismus natürlich auch zu viele Alkalien auftreten. Die Mundspeicheldrüsen sind am besten durch Essen und Kauen oder Massieren anzuregen.

Die Lungen

Die eliminatorische Funktion der Lungen gerät häufig in den Hintergrund. Entwicklungsgeschichtlich sind die Lungen aus dem Verdauungstrakt entstanden: Es handelt sich um extraepitheliale Drüsen des Verdauungstraktes mit der Spezifikation des Gasaustausches. Nicht umsonst besteht ein sehr deutlicher Konsens zwischen Lungen und Magen (Husten bis zum Erbrechen). Die meisten Magenmittel sind auch Hustenmittel und umgekehrt wie Eibisch, Kamille, Süßholz etc.. Klinisch gesehen lösen die Schleimlöser wie z.B. ACC oder NAC zwar den Schleim in den Bronchien aber auch im Magen. Entsprechend oft treten Magenbeschwerden auf.

Die Lungen sind natürlich hauptsächlich zuständig für die Elimination von Gasen, wie dem problematischen Stoff Ammoniak aus dem Purinstoffwechsel. Hier haben wir mit dem Brustmittel 5 (Br5) Teucrium cp JSO ein wirkliches Funktionsmittel. Dies zeichnet die JSO-Komplex-Heilweise aus: Es sind wirkliche Funktionsmittel. In der Regel reicht eine Dosierung von 2-mal täglich 10 Globuli. Es geht darum, die Ausscheidungsfähigkeit des Systems zu optimieren, nicht um das Ausscheiden selbst.

Ist der Konsens zwischen Magen und Lunge allzu offensichtlich, so wie er sich häufig bei Kindern zeigt, dann ist Antimonium sulfuratum aurantiacum D3 ein ideales Mittel. Es ist ein Bestandteil des ehemaligen Rademacher'schen Pulvers. Dort war es gemischt mit Mercurius dulcis D4. Rademacher setzte diese am Rande der Toxizität liegende Mischung bei Lymphatismus, bei Skrofulose und bei lymphatischen Entwicklungsstörungen ein.

Eine wunderbare Ausleitung von Infekttoxinen nach Hals-, Nasen-, Ohren- und Lungeninfekten kann mit Biochemie ISO Nr. 11 Silicea D6, abends 2 Tabletten, und Brustmittel 2 (Br2) Phellandrium cp JSO, 5-mal täglich 10–20 Globuli, erfolgen. Man verabreicht die Mittel so lange, bis der durch die initiale Einnahme provozierte Schleimfluss versiegt.

Der Magen
Der Magen ist neben der Haut das Universalgenie der Ausscheider. Er kann einerseits Säuren jeder Art ausscheiden. Anderseits sorgt er dafür, dass genug Puffersubstanzen vorhanden sind. Die Ausscheidung von Säuren erfolgt schließlich nicht dadurch, dass irgendwelche Säuren durch eine Schleimhaut durchtransportiert und eliminiert werden. Eine Säure ist ja toxisch oder hochtoxisch. Die Zelle würde eine echte Säureflut gar nicht überstehen, ebenso wenig das Blut. Im extrazellulären Raum jedoch, im Kolloid, können Säuren liegen. Denn das Kolloid ist „säureresistent", zumindest für einen großen pH-Bereich.

Der Magen verwendet bei der „Produktion" der Salzsäure nichts anderes als Kohlensäure, spaltet sie in der Belegzelle in einen Kohlensäurerest und in ein Chlorid und entlässt dieses Chlorid in das Magen-Lumen. Gleichzeitig ermöglicht er den Wasserstofftransfer aus dem extrazellulären Raum durch die Belegzelle in das Magen-Lumen. Dort entsteht die Salzsäure, HCl. Was dem Magen aber bleibt, ist der Kohlensäurerest, der von der Belegzelle in den extrazellulären Raum entlassen wird. Dieser dissoziierte Rest mit negativer Ladung bindet sich an ein Natrium-Ion, das bei der Arbeit der Belegzellen über die Natrium-Kalium-Pumpe extrazellulär ausgelagert wurde. Es entsteht Natriumbicarbonat. Dies erklärt die Entstehung der postprandialen Alkaliflut. Die Alkaliflut wiederum stellt die „Rohstoffe" zur Produktion des alkalischen Bauchspeichels zur Verfügung. Somit ist die Leistung der Bauchspeicheldrüse direkt über eine intakte Magenbesaftung reguliert.

Und was passiert bei der Einnahme eines Basenpulvers? Wenn Natriumbicarbonat die Schleimhäute durchdringen könnte und in den extrazellulären Raum gelangen würde, gäbe es gar keinen Grund mehr, Magensäure zu produzieren! Was würde also der Organismus mit der Säure machen, die dann im extrazellulären Raum bliebe? Bei der Einnahme von Natriumbicarbonat versucht der Magen, dieses übermäßige Puffern seines Säuregehaltes auszugleichen. Er bildet vermehrt Säure. Dadurch wird automatisch, über die Membran der Belegzelle, auch vermehrt Natriumbicarbonat im Interstitium entstehen.

Ein schwacher Magen würde über eine Basenpulvergabe noch weiter geschwächt. Aus der Schwäche heraus wird ohnehin eine Hypacidität bestehen. Durch die Pufferung wird diese zu wenige Säure noch zusätzlich verdünnt. Das geschwächte Organ kann seine Säureproduktion aber zur Kompensation nicht anheben. Somit ist eine Basenpulvergabe nur bei guter Magenfunktion sinnvoll.

Die Funktion des Magens kann man über das Stoffwechselmittel 1 (St1) Cochlearia cp JSO oder Jsostoma® S stützen. Wenn man sich den Magen verdirbt oder zu viel oder etwas Falsches gegessen hat und man stützt die Funktion des Magens, dann kommt es mit Jsostoma® S, 1-mal 5 Tabletten, auch für Kinder zu einer kritischen Entscheidung. Es hilft in jedem

Fall, entweder es wird besser und man verträgt das Essen, oder der Magen entleert sich - dann wird es auch besser.

Stoffwechselmittel 1 (St1) Cochlearia cp JSO gehört in jede Reiseapotheke. Die Magenfunktion ist so breit im Organismus verwurzelt, ob als Initial der intestinalen Verdauung oder als Kreislauforgan, dass eine Gabe (1x 40 Globuli) im Zweifelsfalle nie falsch sein wird.

Die Bauchspeicheldrüse (Pankreas)
Ein weiteres verkanntes Ausscheidungsorgan ist die Bauchspeicheldrüse. Sie produziert täglich etwa einen halben Liter hochalkalischen Bauchspeichel. Bei einer Erkrankung werden oft Pankreatin und Lipasen gegeben. Wenn diese lange genommen werden (eineinhalb bis zwei Jahre) kann es zur Inaktivitätsatrophie kommen, zur Verfettung des exkretorischen Pankreas. Damit ist eine Ausscheidungsmöglichkeit für gut einen halben Liter Alkalien verloren. Wenn der Magen Natriumbicarbonat produziert, muss die Bauchspeicheldrüse auch ihren Speichel produzieren.

Die Funktion der Bauchspeicheldrüse kann mit Gewebemittel 8 (Gw8) Chelidonium cp S JSO, 2-mal täglich 10–20 Globuli, gestärkt werden.

Das Pankreas ist funktionell der Leber vorgeschaltet, sodass eine leberbelastende Lebensweise oder auch leberbelastende Medikamente immer auch, wenn nicht gar primär die Bauchspeicheldrüse schädigen werden. Die Schädigung der Drüse ist nicht immer sicher über das Labor zu erkennen. Beweisend ist eine Ultraschalluntersuchung.

Die Leber
Die eigentliche Stoffwechselleistung der Leber besteht darin, Stoffe ausscheidbar zu machen. Sie macht harnfähig, was harnpflichtig ist: Harnsäure, Harnstoff und Kreatinin. Wenn das nicht funktioniert, tritt entweder eine Schädigung der hochempfindlichen Ausscheidungsorgane, wie z.B. der Niere ein, oder es kommt zum hepato-renalen Syndrom. Bereits im Vorfeld greift das Gewebemittel 8 (Gw8) Chelidonium cp S JSO (s.o.). Eine weitere Funktion der Leber ist die Bildung von Gallenflüssigkeit. Dies ist auch ein wichtiger Aspekt zur Ausscheidung.

> Die Leberfunktion kann wie folgt spezifisch aktiviert werden:
>
> - **Stoffwechselmittel 5 (St5) Berberis cp JSO**
>   Aktivierung der Entgiftungsfunktion der Leber
>   3-mal täglich 10–20 Globuli
>   beginnend am 1. Tag, im täglichen Wechsel mit
>
> - **Lymphmittel 1 (Lf1) Echinacea cp JSO**
>   Entgiftung über das Lymphsystem, Aktivierung der körpereigenen Abwehr
>   3-mal täglich 10–20 Globuli
>   beginnend am 2. Tag, im täglichen Wechsel mit
>
> - **Darmmittel 1 (W1) Allium cp JSO**
>   Ausleitung von Toxinen über den Darm
>   3-mal täglich 10–20 Globuli
>   beginnend am 3. Tag.
>
> Am 4. Tag wird die Therapie mit der Einnahme von Stoffwechselmittel 5 (St5) Berberis cp JSO fortgesetzt. Die Therapie wird insgesamt über 6 bis 8 Wochen durchgeführt. Dabei sollte unbedingt auf eine ausreichende Trinkmenge geachtet werden.

Der Darm
Der Darm, hauptsächlich der Dickdarm, ist ein Speicher- und Ausscheidungsorgan mit nahezu unendlicher Leistungsfähigkeit. Er kann Säuren, Alkalien, Wasser und Mineralien ausscheiden. Er ist zudem ein riesengroßes Organ, auf das abgeleitet werden kann. Wenn man die Ausscheidungstätigkeit des Darmes anregen möchte, nimmt man ein Sulfat: Biochemie ISO Nr. 10 Natrium sulfuricum D6 bietet sich hier an. Will man die Funktion des Darmes stärken, ist Jsonettin®S ein bewährtes Mittel. Es ist meist als Grippemittel und nicht als Darmmittel bekannt. Trotzdem ist es von der Zusammensetzung her ein Darmmittel, welches infektiöse Stoffe auf den Darm ableitet.

Man sollte die reinigende Wirkung eines hohen Schwenkeinlaufs nicht unterschätzen. Über den Darm kann jeder entgiftet werden. Als Kind war es bei meiner Schwester und mir üblich, dass bei jedweder Erkrankung, sogar bei Durchfallerkrankungen, ein entsprechender Einlauf, meist mit leicht gesalzenem Kamillentee, erfolgte. Einfach, um das natürliche Bestreben zur Entgiftung und zur Ableitung zu unterstützen. Als Kind hat mir die Erklärung meines Vaters sehr früh die Bedeutung von Aus- und Ableitung zugänglich gemacht. Allerdings wurde mein Verhältnis zu Kamillentee emotionell nachhaltig gestört.

Die Nieren

Die Nieren sind zwar sehr gründlich, aber auch sehr empfindlich. Sie können hochtoxische Stoffe ausscheiden. Harnsäure kann in freier Form im Gewebe ernsthafte Entzündungen auslösen. Bei Eröffnung eines Gichtknotens und Entfernung des Detritus (z.B. am Ohr) zeigt sich die enorme Schärfe dieser Substanz. Die Niere scheidet Harnsäure aber nur nach ordentlicher Vorarbeit aus, sonst schädigt sie sich sehr schnell. Eine Nierenreizung ist nie zu unterschätzen.

Cave: Jede Ableitung auf die Nieren ist wegen deren Empfindlichkeit als problematisch einzuschätzen. Dabei muss es sich nicht immer um gewagte Methoden handeln. Schon Juniperus ist in der Lage eine latente Entzündung im Nierengewebe zu aktivieren – durch erzwungene Ausscheidung!

Immer wenn rohe, unvorbereitete, nicht zu Ende verstoffwechselte Stoffe auf die Niere zugeleitet werden, können sie diese schädigen. Daher sollte auch das Baunscheidt-Verfahren im Reflexzentrum der Niere am Rücken nie ohne begleitende Lebertherapie durchgeführt werden. Denn die Leber macht harnfähig, was harnpflichtig ist.

Das Funktionsmittel zur Stärkung der Nierenfunktion ist Stoffwechselmittel 6 (St6) Solidago cp JSO.

> Die Nierenfunktion kann wie folgt spezifisch aktiviert werden:
>
> - **Stoffwechselmittel 6 (St6) Solidago cp JSO**
>   Aktivierung der Entgiftungsfunktion der Niere
>   3-mal täglich 10–20 Globuli
>   beginnend am 1. Tag, im täglichen Wechsel mit
>
> - **Lymphmittel 1 (Lf1) Echinacea cp JSO**
>   Entgiftung über das Lymphsystem, Aktivierung der körpereigenen Abwehr
>   3-mal täglich 10–20 Globuli
>   beginnend am 2. Tag, im täglichen Wechsel mit
>
> - **Darmmittel 1 (W1) Allium cp JSO**
>   Ausleitung von Toxinen über den Darm
>   3-mal täglich 10–20 Globuli
>   beginnend am 3. Tag.
>
> Am 4. Tag wird die Therapie mit der Einnahme von Stoffwechselmittel 6 Solidago cp JSO fortgesetzt. Die Therapie wird insgesamt über 6 bis 8 Wochen durchgeführt. Dabei sollte unbedingt auf eine ausreichende Trinkmenge geachtet werden.

Die Blase
Die Blase ist der Ort zur Ausscheidung roher Stoffe. Bei einem unvollständigen Stoffwechsel wird der Körper entweder über die Haut ausscheiden, eitrig, pustulös, exsudativ, oder über die Blase.

Schärfen werden hauptsächlich über die Blase ausgeschieden. Wie viele Frauen haben das Problem, dass sie bei nicht ausreichendem Trinken immer wieder unter einer Blasenentzündung leiden? Meist zeigen sich in der Diagnostik mit dem Urinstick keine Bakterien. Hier werden rohe Stoffe verdünnt und ausgeschieden.

Ein Hauptmittel um die Blasenfunktion zu regulieren ist das Stoffwechselmittel 2 (St2) Lycopodium cp JSO.

Mit dem Mercurius solubilis Oligoplex haben wir ein wichtiges Mittel bei einer Ausscheidungszystitis zur Verfügung.

Zur Stärkung der Blasen- und Nierenfunktion eignet sich ein Tee aus Fol. Orthosiphonis staminei (Koemis Koetjing, Indischer Blasen- und Nierentee). Er wird kalt angesetzt und es werden morgens zwei Tassen bis spätestens 10 Uhr getrunken.

Der Uterus und der Urogenitaltrakt
Bernhard Aschner hat die Hysterie der Frau durch Einleitung künstlicher Blutungen behandelt. Damit hat er dieses Nervenproblem, diese „Verunreinigung der Nerven" bereinigt und auch dokumentiert. Dies gilt für Frauen in den Wechseljahren mit Hitzewallungen, Stimmungsschwankungen und vegetativer Reizbarkeit, aber auch beim prämenstruellen Syndrom, wenn Menotoxine zum Ausscheidungsort transportiert werden. Wenn diese aus den Geweben aktiviert werden, in die Blutbahnen gelangen und vor der Ausscheidung stehen, können dadurch Probleme auftreten.

Gewebemittel 1 (Gw1) Caulophyllum cp JSO fördert nicht nur die Gebärmutterfunktion im weitesten Sinne, sondern es stärkt das weibliche Prinzip. Das weibliche Prinzip ist das feuchte, kalte, das phlegmatische Prinzip. Deswegen sind nicht alle Frauen Phlegmatiker, aber aus diesem Grund können Frauen überhaupt das Leben in sich entstehen lassen. Wer dies überdenkt, wird auf enorme Zusammenhänge stoßen.

> Eine 30-jährige Patientin litt nach Entfernung der Gebärmutter (in Folge eines stumpfen Unterbauch-Traumas mit 26) an sehr heftigen Kopfschmerzen und hoher Aggressivität, phasenweise etwa im ehemaligen Zyklus. Der hormonelle Status war ohne Befund, jedwede „Nerventherapie" ohne Erfolg geblieben.
>
> Mit Gewebemittel 1 (Gw1) Caulophyllum cp JSO, 3-mal täglich 10 Globuli, und Matrigen I Soluna, 3-mal täglich 4 Tropfen, auf Frauenmanteltee konnte die Aggressivität sehr gut reguliert werden, die Kopfschmerzen waren jetzt immerhin für einfache Analgetika (bei Bedarf 2 Aspirin® plus C) zugänglich.

Die Haut
Das größte, leistungsfähigste und gleichzeitig „unedelste" Organ ist die Haut. Dies macht sie so wertvoll. Sie kann alles. Sie kann atmen, sie kann Stoffe aufnehmen und abgeben. Sie kann jeden Überschussstoff eliminieren, ob gasförmig, flüssig oder fest, und sie hat eine enorme Regenerationsfähigkeit. Dies weiß besonders, wer schon einmal gesehen hat, was bei einem Cantharidenpflaster passiert, wie nach längerer Rekonvaleszenz die Narben wieder verblassen.

Die Haut ist unser größtes Ausscheidungsorgan. Zur Aktivierung der Ausscheidungsfunktion ist das Stoffwechselmittel 10 (St10) Centaurium cp JSO, 5-mal täglich 20 Globuli, über eine Dauer von zwei Wochen angezeigt. Dabei kann es zu Schweißausbrüchen oder zu Jucken kommen. Trotzdem weitergeben!

Zur Verbesserung der Hautfunktion an sich hat die Pastorin Madaus ein Nährsalz kreiert, den Bellis Oligoplex mit 3-mal täglich 1 Tablette, der schon allein manchen Hautausschlag zum Verschwinden bringt. Dabei kräftigt er „nur" die Funktion. Das Mittel ergänzt die Funktionsmittel der JSO-Komplex-Heilweise und der Biochemie in hervorragender Weise.

Ableitung, Ausleitung, Entgiftung

Ableitung

Beim Vorgang der Ableitung handelt es sich darum, dass ein Stoff oder Reiz von einem Ort an dem er „schädlich" ist, an einen anderen Ort geleitet wird. Eine Ausscheidung ist hier nicht immer zwingend. Ein kneippscher Guss ist z.B. eine klassische Ableitung, bei der es nicht zur Ausscheidung kommt.

Dieses Ableitungsbestreben besteht in der Natur ohnehin, wobei hierfür eine strenge Hierarchie besteht. Der Behandler ist gut beraten sich daran zu halten.

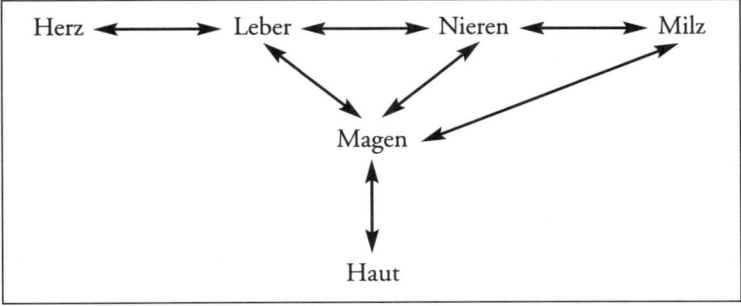

Die Ableitung

Soll ein Reiz vom Herzen auf die Haut dauerhaft abgeleitet werden, so muss hierfür sowohl die Leber-, als auch die Magenfunktion in Gang gesetzt werden, bzw. vom Behandler eventuell auch medikamentös gestützt werden.

Als Beispiel sollen Herzkongestionen mit Palpitationen und Angst nach anhaltender psychischer Belastung mit der Baunscheidt-Behandlung auf die Haut abgeleitet werden. Natürlich ist es wichtig das Herz von vegetativer Seite her zu entlasten (Viscum album cp-Fluid S, 5-mal täglich 3 Tropfen in etwas Wasser). Da es sich hier um eine mittelfristige, also über mehrere Wochen verteilte Behandlung handeln wird, ist es aber ebenso sinnvoll Leber, Magen und Haut zu stützen: Stoffwechselmittel 1 (St1) Cochlearia cp JSO, 3-mal täglich 10 Globuli, deckt in seiner Heilfülle sowohl Leber als auch Magen ab. Dazu gibt man Bellis Oligoplex, 3-mal täglich 1 Tablette, als Nährsalz für die Haut. So fördert man therapeutisch eine rasche und vollständige Ableitung, ohne die genutzten Systeme zu überlasten.

Wer nur sporadisch oder akut ableitet, muss diesen Aufwand nicht betreiben. Man sollte allerdings immer beachten: „Ein Stoff, der den Körper auf einem ihm unnatürlichen Wege verlässt, schädigt den Ort seiner Ausscheidung."

Einen Sonderfall stellt die Nasenschleimhaut dar: Da sie in einem sehr engen Konsens zur Leberfunktion steht, ist hier größte Vorsicht mit Ableitungen, wie etwa mit dem Rödern der Nasengänge, geboten. Kommt es hier z.B. zur Ausscheidung abgeleiteter Leber- und damit natürlich auch Lebensenergie, ist eine echte Schwächung des Systems mit Substanzverlust zu erwarten. Man denke nur an die einen „Heuschnupfen" begleitende Müdigkeit oder wie durch Nasenbluten rasch eine allgemeine Schwächung erfolgen kann.

Die grundlegende Therapie jedes, wie auch immer gearteten, pathologischen Habitus, ist die Umstimmung. Die Regulation der vegetativen Verhältnisse und Ableitung der Nerventätigkeit durch Muskeltätigkeit (keine Exzesse), durch Bäder, durch Reibungen, durch Senfpflaster, also durch Anregung der Hauttätigkeit, muss im Vordergrund stehen. Die medikamentöse Behandlung des Vegetativums kann über die Fluide der JSO-Komplex-Heilweise hervorragend bewerkstelligt werden.

Eine Ableitung ist das einfachste Konzept für die Blutreinigung!
Sie ist für das System mit dem geringsten Aufwand verbunden, da keine hochenergetischen Eliminationssysteme, sondern ohnehin aktive Anteile (meist) des Kreislauf- oder auch des Lymphsystems genutzt werden müssen.

Die Ernährungstherapie ist die Grundlage einer geordneten Ableitung, da so die Energiezufuhr geregelt wird. Allgemein ist gesunde und reine Luft und Bewegung in dieser Zeit günstig, außerdem eine kurze Fastenkur mit Stuhlregulierung. Bäder, Massagen und Reibungen verbessern nicht nur das Befinden, sie regen auch die Haut in all ihren Funktionen an.

Therapiekontrolle

Bei Ableitungen, Blutreinigungen und Aderlass ist das Fühlen des Pulses unerlässlich. Nach der Kur muss der Puls besser, „normaler" sein. Im Falle einer anschließenden Frequenzerhöhung ist von einer Überreizung auszugehen, d.h. es wurde zuviel oder auch falsch therapiert.

Ausleitung

Unter einer Ausleitung versteht man eine Elimination aus dem Körper. Man versucht eine natürliche Ausscheidung zu verstärken, d.h. die eliminatorische Grundfunktion entweder allgemein oder gezielt auf das zu nutzende Ausscheidungssystem zu vermehren. Regt man die Ausscheidung unspezifisch an, überlässt man dem Organismus die Wahl des Ausscheidungsortes, je nach Konstitution und Leistungsfähigkeit.

Eine Ausleitung sollte aber sehr wohl gezielt erfolgen. Das jeweilige System sollte spezifisch angesprochen werden, damit der Überschussstoff an dem ihm eigenen Ort zur Ausscheidung gebracht werden kann.

Bei Verlegung der natürlichen Wege bedient sich die Ausleitungstherapie meist des ohnehin vorhandenen Consensus. Der Consensus praeternaturalis ist ein nicht-natürlicher Consensus. Er entsteht durch lange und starke örtliche Reizung. Diese Reize können sowohl von innen als auch von außen kommen, z.B. Würmer, Abführmittel, Geschwüre. Er kann auch therapeutisch eingesetzt werden, wie das zum Beispiel beim Schröpf-Verfahren der Fall ist. Hierdurch lässt sich künstlich ein Consensus herstellen. Denn: „Wo ein Reiz, da auch ein Zufluss".

Allerdings sollten nur „starke" Systeme zur Ersatzausleitung in Anspruch genommen werden. Auch Ausleitungen über die Haut und den Magen-

Darm-Trakt sind mit Vorsicht zu tätigen, da hier der natürliche Consensus bereits sehr breit angelegt ist. Daher werden diese Organsysteme ohnehin häufig im Sinne des Consensus naturalis genutzt.

Ganz wichtig: Man muss bei einer Ausleitungstherapie immer beachten, dass sie nur dann angezeigt ist, wenn der Puls kräftig ist. Der Puls ist der aktuellste Hinweis auf den Kräftestatus. Er ist untrüglich! Ohne Kraft ist keine Anregung der Ausleitung sinnvoll.

Speichel und Tränendrüsen sind die letzten Ausleitungsmöglichkeiten des Körpers. Deshalb ist die häufig geäußerte Trockenheit von Augen und Mundschleimhaut immer auch therapeutisch zu beachten.

Allgemein gilt in der Therapie:
- kritische Phänomene der Krisis nicht als Krankheiten behandeln
- vermehrtes Schlafbedürfnis nicht stören
- keine Anregungsmittel
- verstärkte Ausleitungen v.a. Katarrh der Nase nicht stören, sondern fördern
- Licht, Luft, Sonne, Bewegung, Bäder - um den Reinigungsprozess in Gang zu setzen.

Die einfachste Möglichkeit eine Ausleitung medikamentös anzuregen, ist die „JSO-Entgiftungstherapie" (siehe Kapitel „Die JSO-Entgiftungstherapie" S. 75). Mit ihr lassen sich Stoffwechselendprodukte aktivieren und an ihrem eigenen Ort ausscheiden.

Ausleitung durch Anregung der Haut- und Nierentätigkeit:
Flor. Sambuci   40.0
Flor. Tiliae   20.0
M.f.spec.
D.S.: kurzer Infus

Anregung von Leber und Milz zur Ausleitung:
Rad. Cichorii   100,0
f.spec.
D.S.: 2 Teelöffel/Tasse, kurzer Dekokt.

Entgiftung

Immer dann, wenn ein Überschussstoff oder ein Reiz im Übermaß und/oder am falschen Ort auftritt, hat er eine toxische Wirkung. Genauso, wie dies auch bei exogenen Giften der Fall ist, sobald sie in den Organismus gelangen. Hier muss entgiftet werden, d.h. eventuell auch über Drastika eine Ausscheidung vor Ort erzwungen werden.

In den meisten Fällen wird das System selbst eine kritische Ausscheidung im Sinne der Entgiftung tätigen. Man denke nur an die bei Akutphasen der chronischen Gicht üblichen sauren Durchfälle. Dieses Bestreben darf keinesfalls unterdrückt werden!

Vorhandene Toxine, wobei es zweitrangig ist, ob diese intermediär oder exogen sind, führen bei Anhäufung im Organismus zwangsläufig zu einer fehlerhaften Mischung des Ganzen. Es kommt im alten Sinne zur Dyskrasie, zur falschen Mischung der kardinalen Prinzipien im lebendigen System. Damit geht die Normalität aller Lebensvorgänge – mehr oder weniger – verloren.

Allgemeines zum Problem der Dyskrasie:
Kohlenstoff ist der Träger des organischen Lebens als Bau- und Funktionsmaterial. Er hat immer Bezug zur Leber. Kohlenstoff besitzt eine große Bindungs- und Selbstbindungskapazität. Seine Verbindungen stehen in Wechselwirkung mit den Membranen des Organismus. So reguliert Kohlendioxyd den oxidativen Stoffwechsel: Ein Anstieg an Kohlendioxyd führt immer zwingend zu verminderter Oxidation.

Wenn diese Verbindungen im intermediären Stoffwechsel unvollkommen verarbeitet werden, bilden sich toxische Zwischenprodukte, die auch die umliegenden Zellen beeinflussen. Dadurch wird eine ständige Entgiftungstätigkeit nötig. Außerdem haben diese Toxine immer auch eine Rückkoppelung auf ihren Entstehungsort. Ist der Stoffwechsel gekennzeichnet von carbogenen Schlacken, entwickelt sich die athrabiläre Konstitution.

Die carbo-nitrogenoide Konstitution gilt als dyskratische Konstitution. Sie entwickelt sich nur langsam. Gewöhnlich kommt sie nicht vor dem 30. Lebensjahr vor. Maßgeblich für ihre Entstehung sind Erbfaktoren, lymphatische Hypoplasie, falsche Lebensweise (Ernährungsfehler, wenig Bewegung/viel Ruhe und Schlaf) und eine verminderte Ausscheidung v.a. über Haut und Darm.

Die Ursache ist eine Störung der Sauerstoffaufnahme und -verwertung, bzw. eine schlechte Oxidation mit metabolisch minderwertigen Stoffwechselprozessen. Dies führt zu Retentionstoxikose mit mangelnder Entgiftung über Leber, Nieren, Darm und Haut. Das Blut ist mangelhaft arterialisiert. Es kommt zu Bradytrophie der Gewebe und Zirkulationsstörungen. In der Folge entstehen Gefäßerweiterungen im venösen Schenkel und eine zunehmende Milzschwäche, da die zugrunde liegende Leberschwäche zunehmend schlechter kompensiert werden kann.

Auswirkungen der Milzschwäche:
- Abdominalplethora mit Obstipation, Bluthochdruck, Migräne, Hämorrhoidalleiden, Prostatahypertrophie, sowie trockene und schuppige Haut
- Konsensuelle Lungenkongestionen
- Arthritismus
- Lithämische Diathese (früher: Kristallose)
- Melancholie

Es liegt eine echte Dyskrasie mit Energiemangel vor.

Verdünnen – Lösen – Purgieren (Ausscheiden/Abführen)

Verdünnen, lösen, purgieren (ausscheiden/abführen): Dies sind die Grundlagen jeder Ableitungs-, Ausleitungs- oder Entgiftungstherapie.

Silicea D6 der Biochemie nach Dr. Schüßler repräsentiert diesen Therapieabschnitt wie kein anderes Mittel. Es hat eine sehr hohe Affinität zu Wasser und kann, ähnlich wie der Kohlenstoff, Kolloide bilden. Es entspricht dem „humoralen Prinzip" und stabilisiert Wasser in dem für das Leben notwendigen Aggregatzustand. Silicea ist das Mittel des humoralen Bindegewebes – der Grundsubstanz. Wenn also nicht abgestuft therapiert werden soll, dann ist Silicea quasi das Arkanum für Verdünnen, Lösen und Purgieren. Biochemie ISO Nr. 11 Silicea D6, abends 3 Tabletten: Dies kann eine Standardverordnung bei allen Anwendungen sein, die im weitesten Sinne in den Ab- und/oder Ausleitungsbereich hineinreichen.

Verdünnen

Flüssigkeit muss ins Gewebe, genauer gesagt Feuchtigkeit. Neben einer generellen Befeuchtung - durch ausreichend Schlaf und Trinken - muss der Feuchtigkeitsstrom auch angeregt und geregelt werden.

Die Trocknung, besser gesagt der Verlust von Feuchtigkeit, ist neben der Auskühlung das Hauptproblem der belebten Natur. Daher ist es immer richtig und wichtig vor jeder wie auch immer gearteten Therapie zu befeuchten. Der Humor ist nun mal das Medium des Lebens!

- Gewebemittel 2 (Gw2) Equisetum cp JSO
  Das Arkanum der Befeuchtung. Es kann jeder Aus-, Ableitung oder auch Entgiftung den Weg ebnen.
  3-mal täglich 20 Globuli und ausreichend Neutralflüssigkeit.
- Splenetik Soluna
  Milzfunktionsmittel. Die Milz reguliert die Verteilung der Feuchtigkeiten innerhalb des Organismus und ist somit ein wichtiger „Helfer" bei der Befeuchtung der Gewebe, bzw. beim Verdünnen von Ablagerungen.
  3-mal täglich 7 Tropfen.
- Biochemie ISO Nr. 8 Natrium chloratum D12
  Das Mittel beherrscht den extrazellulären Raum. Hier fungiert es als Volumenregulator, allerdings mit einem deutlich diastolischen Aspekt. Der „Nährstrom" wird angeregt.
  Morgens 3 Tabletten.

Lösen

Nur Gelöstes lässt sich transportieren. Also muss die Löslichkeit von Überschussstoffen in der eingebrachten Feuchtigkeit optimiert werden. Neben der an erster Stelle stehenden nötigen Bewegung kommen folgende Medikamente in Frage:

- Gewebemittel 11 (Gw11) Rhus toxicodendron cp JSO
  Der Generalreiniger der JSO-Komplex-Heilweise. Das Mittel regt die gesamte Drainage der Gewebe an.
  3-mal täglich 10 Globuli.
- Biochemie ISO Nr. 9 Natrium phosphoricum D3
  Das Salz löst zwar auch Stoffe aus dem Gewebe, seine vornehmlichste Wirkung aber ist, dass es bereits gelöste Stoffe in Lösung und somit transportabel hält.
  Morgens und abends 5 Tabletten in Flüssigkeit.
- Biochemie Nr. 23 Natrium bicarbonicum D6
  Ein Mittel zum Lösen alter Säuren, besonders der alten harnsauren Ablagerungen. Bei Bedarf vor dem Einsatz von Biochemie ISO Nr. 9 Natrium phosphoricum D3 1–2 Wochen lang 5-mal täglich 2 Tabletten mit reichlich Flüssigkeit.

Purgieren

Das Purgieren bezieht sich auf die innere, wie die äußere Elimination, d.h. auf die Drainagewege über Blut- und Lymphsystem, bis hin zu den jeweiligen Eliminationssystemen. Hier sollte das einzelne Ausscheidungssystem oder der Ausscheidungsort angeregt werden. Eine allgemeine Anregung ist nur bei ohnehin leidlich funktionierender Elimination sinnvoll, um die Vorgänge zu optimieren.

Zur medikamentösen Unterstützung kommen folgende Mittel in Frage:

- Gewebemittel 11 (Gw11) Rhus toxicodendron cp JSO
  „Der Generalreiniger".
  3-mal täglich 10 Globuli.
- Lymphmittel 1 (Lf1) Echinacea cp JSO
  Es aktiviert den efferenten Lymphfluss und entlastet so das empfindlichere venöse System.
  Je nach Zustand des Venensystems werden zur Entlastung 2- bis 5-mal täglich 20 Globuli gegeben.
- Populus cp-Fluid
  Der kongeniale Partner zu Gewebemittel 11 (Gw11) Rhus toxicodendron cp JSO, da es die Gesamtheit der eliminierenden Transportsysteme, beginnend in der kolloidalen Flüssigkeit bis hin zur Venosität des Blutes, zu optimaler Funktion anregt. Das Fluid optimiert über das Vegetativum die kolloidale Stimmung, also die Gewebs-Stimmung.
  3- bis 5-mal täglich 5 Tropfen sind ausreichend.
- Biochemie ISO Nr. 10 Natrium sulfuricum D3/D6
  Das Mittel des „Klärstroms". Mit diesem Salz lässt sich determiniert therapieren.
  D6: 3-mal täglich bis zu 5 Tabletten, regt die innere Elimination an.
  D3: Morgens 5-7 Tabletten in Flüssigkeit, regt die äußere Elimination an. Nach den ersten Gaben können hier auch kritische Entleerungen entstehen. Auf diese muss der Patient vorbereitet sein und es darf in keinem Fall eine Unterdrückung stattfinden.

Zur Ausleitung nach überstandener Infektion kann die folgende Medikation auch über längere Zeit, wie bei verzögerter Rekonvaleszenz nach unterdrückten Virusinfektionen, verabreicht werden:

- *Splenetik Soluna*
  Verdünnt und befeuchtet über Milz und Bindegewebe.
  2-mal täglich 7 Tropfen in Zinnkrauttee.
- *Lymphmittel 2 (Lf2) Abrotanum cp JSO*
  Löst Infekt-spezifische Schlacken.
  5-mal täglich 10 Globuli.
- *Gewebemittel 11 (Gw11) Rhus toxicodendron cp JSO*
  Regt die Elimination o.g. Stoffe an.
  3-mal täglich 10 Globuli.

Anzuwendende Methoden

Arznei-Therapie

Es gibt sicherlich nicht das allumfassende Mittel um die Vorgänge von Aus- und Ableitung zu „behandeln", aber es gibt durchaus therapeutische Ansätze und Konzepte um der Natur die häufig nötige Unterstützung zu geben.

Grundsatz der arzneilichen Therapie ist das Wissen um die Bedeutung der Funktionen, wie dies an anderer Stelle bereits dargestellt wurde. Welches Medikament auch immer eingesetzt werden soll, es sollte entweder symptomatisch und damit für das Befinden eingesetzt werden oder nach funktionalen Gesichtspunkten, womit es dem Befund, also dem eigentlichen Problem zugeordnet wird.

So, wie sich ein mit Hochpotenzhomöopathie arbeitender Behandler ein Bild vom erkrankten Menschen machen muss, um das ihm am ähnlichste Mittel zu finden, so muss auch hier der Mensch vor dem Hintergrund seiner Individualität, also Temperament, Konstitution und Diathesen/Dispositionen gesehen werden.

„Jede Erkrankung ist im Grunde namenlos. Wichtig ist die Erfassung der kranken Person oder der, der Erkrankung allgemein und prinzipiell zu Grunde liegenden Zustände. Hier muss die Therapie ansetzen. Feste Krankheitsbilder und -symptome können hier nicht dienen." *(Karl Staufer)*

> *Am Beispiel der klinischen Diagnose: Hirnorganisches Psychosyndrom bei toxischem Leberschaden infolge Alkoholismus.*
> *Für den funktionalen Therapeuten ist hier die Leberintoxikation Dreh- und Angelpunkt. So werden bestehende Aggressivität, Verwirrtheit, Wesensveränderungen und Ähnliches zwar Berücksichtigung in Symptomatica finden, therapiebestimmend aber sind:*
> - *Mangelnde Leberfunktion (Instabilität der Säfte, mindere Gallequalität und -produktion, instabiler Säure-Basen-Haushalt).*
> - *Instabilität der Leberzellmembran, eventuell bis zum Zelltod.*
> - *Rückwärtsversagen der Leber mit portaler Stauung und daraus resultierenden Stauungskatarrhen, z.B. des Magens oder der Blase.*
>
> *Dies alles natürlich vor dem Hintergrund des Alkoholabusus.*

Sicherlich gibt es nicht nur ein richtiges Mittel oder nur eine einzige Methode, dennoch kann ich als Heilpraktiker nur vermitteln, was ich selbst in der Praxis betreibe und erfahre. Die arzneiliche Therapie kann nur im Kontext mit all den anderen Möglichkeiten der Therapie stehen und darf nie alleine angewandt werden. Dennoch sei der Versuch eines arzneilichen Konzepts erlaubt, quasi als Basis der therapeutischen Überlegungen.

Ableitung

Entsprechend der Ableitungs-Hierarchie ist die Haut die letzte Instanz. Somit muss die Haut in ihrer Funktion gestützt werden. Der zweite Part, der Unterstützung benötigt, ist der Magen, da er den Schnittpunkt jeder Vikariation darstellt und somit bei beinahe jeder Ableitung funktional mitgefordert ist. Außerdem nutzt Ableitung mit Sicherheit konsensuelle Bahnen, sodass bei gewollter Ableitung auch die Konsensfähigkeit vorhanden sein und bei Bedarf gefördert werden muss.

Bei einer Ableitung sollten immer folgende Medikamente bedacht werden:

- Stoffwechselmittel 10 (St10) Centaurium cp JSO, als Funktionsmittel der Hautatmung und somit auch der gesamten eliminatorischen Hautfunktion.
- Bellis Oligoplex (Oplx.), als Nährsalz für die Haut.
- Stoffwechselmittel 1 (St1) Cochlearia cp JSO, das Funktionsmittel des Magens.
- Biochemie ISO Nr. 11 Silicea D6, als Vermittler des humoralen Prinzips, also Vermittler aller Stoffbewegungen und des Informationsflusses: Förderung der Konsensfähigkeit.

Eine Anregung der natürlichen Reinigung erfolgt durch

- Camphora D2, Moschus D4 (beide erhöhen Sensibilität und Irritabilität) sowie
- Ferrum phosphoricum D3, Arnica Urtinktur bis D3 (beide heben den Tonus ganz allgemein).

In jedem Fall sollten Stoffwechselmittel 10 (St10) Chelidonium cp JSO, 3-mal täglich 10 Globuli, und Biochemie ISO Nr. 11 Silicea D6, abends 3 Tabletten, turnusmäßig bei jeder erwünschten Ableitung gegeben werden.

Ableitung auf die Haut bei Asthma bronchiale

Ziele der Ableitung sind:

- *Schleim auflösen*
- *Schleimstockung lösen*
- *Spasmus beheben*

Nierenfunktion beachten!

Gegenreize über die Haut setzen:
- *Baunscheidtieren im Deltoideus-Bereich und zwischen den Schulterblättern. Anfangs 2-mal wöchentlich. Nach vier Wochen reicht meist einmal die Woche.*
- *Blutiges oder trockenes Schröpfen unterhalb der Lungen-Grenzen je nach Ausbildung der dortigen Gelosen. Blutiges Schröpfen nach Auftreten der Gelosen, höchstens alle zwei Wochen. Man bedenke: Es ergibt sich eine Narbenbildung! Trocken kann wöchentlich geschröpft werden.*
- *Nervenableitung auf die Haut mit Ziehungen, Dehnungen, Fußbädern. Hier muss man die Häufigkeit dem Befinden anpassen.*

Folgende Medikamente werden eingesetzt:
- *Brustmittel 2 (Br2) Phellandrium cp JSO, 3-mal täglich 20 Globuli, zur Schleimlösung und zur Entstauung des Herz-Lungen-Kreislaufs.*
- *Santa Flora S, 3-mal täglich 20 Tropfen, als Spasmolyticum und als Kreislaufstütze.*
- *Stoffwechselmittel 10 (St10) Centaurium cp JSO, 3-mal täglich 10 Globuli, als Hautfunktionsmittel, aber auch als anregendes Mittel für den nervalen Konsens.*
- *Biochemie ISO Nr. 11 Silicea D6, abends 3 Tabletten, zur Regulierung der humoralen Verhältnisse.*
- *Die Nierenfunktion muss kontrolliert werden und gegebenenfalls mit einem Orthosiphon-Tee unterstützt werden.*

Ausleitung
Um den Reinigungsprozess in Gang zu setzen, stehen an erster Stelle der Maßnahmen nicht Medikamente, sondern Licht, Luft, Sonne, Bewegung und Bäder.

Eine Ausleitungstherapie ist nur dann zulässig, wenn der Puls, als aktuellster Hinweis auf den Zustand der Lebenskraft kräftig ist. Denn eine Ausleitung kostet immer auch Kraft!

Um eine Ausleitung tatsächlich durchführen zu können, muss Feuchtigkeit vorhanden sein. Neben ausreichend langem Schlaf und regelmäßiger Zufuhr von Flüssigkeit wirken lauwarme Bäder mit Melisse besonders befeuchtend.

Zur Anregung der Hautfunktion ohne großen Verlust von Feuchtigkeit, sind kurze Dampfbäder angezeigt.

Die arzneiliche Therapie wird natürlich besonders davon geprägt, über welches System ausgeleitet wird. Entweder, weil der Organismus es ohnehin schon tut, sodass der Vorgang nur noch gestützt werden muss, oder weil im Sinne eines erzwungenen Consensus ein Ausleitungsort bevorzugt werden soll. Dann muss dieser in seiner Funktion angeregt werden.

Um die Ausleitung zu unterstützen, hat sich folgende medikamentöse Therapie bewährt:

- Biochemie ISO Nr.10 Natrium sulfuricum D3/D6, das Mittel des „Klärstroms". Mit diesem Salz lässt sich bereits determiniert therapieren. So fördert die „D6" die innere Elimination, also die Drainage der Gewebe und des Kolloids über Blut und Lymphe. Die „D3" hingegen, regt die äußere Elimination an, also die eigentliche Ausscheidung hin zur Außenwelt. Wobei hier dem Organismus freigestellt bleibt, welches Ausscheidungssystem er nutzen wird. Mit diesem Mittel kann also durchaus ein entlastender Durchfall, eine Harnflut oder auch vermehrtes Schwitzen entstehen. Wichtig ist es, diese Erscheinungen nicht als Nebenwirkung, sondern als gewollte Auswirkung im therapeutischen Sinne zu sehen. Diese Ausleitungen dürfen nicht unterdrückt werden.

- „Derivatio" Pflüger, als Drainagemittel des Bindegewebes bei intakten Ausleitungsvorgängen. Das Mittel regt ganz allgemein die natürliche Ausleitung an.
- Darmmittel 1 (W1) Allium cp JSO.
Aufgrund seiner allgemein reinigenden und entschlackenden Wirkung, wird es gerne auch als Zwischenmittel bei allen chronischen und/oder schweren Erkrankungen genommen. Das Mittel leitet Stoffwechselgifte vornehmlich über den Darm aus.

> *Ermüdungszustand nach heftiger schneller Bewegung:*
>
> *Diese Art Ermüdungszustand mit Zerschlagenheitsgefühl und allgemeiner Schwächesymptomatik befällt Menschen mit untrainiertem Körper und tritt erst in der Ruhe und nach Erwärmung auf, weil dann die Ermüdungsstoffe in den Umlauf gelangen. Die Zerschlagenheit bezieht sich auf Sehnen, Nerven und Knochenhaut. Vollblütigkeit disponiert dazu.*
>
> *Therapeutische Überlegungen:*
>
> *Die Symptomatik ist ja auch Zeichen einer stattgefundenen Aktivierung von Schlacken, hier Ermüdungsstoffen, hinein in Blut und Lymphe. D.h. der Organismus versucht selbstständig eine Ausleitung einzuleiten. Diese gilt es therapeutisch zu stützen.*
>
> *Ausleitung mit Olivenöleinreibungen, Saunagängen, kurzen lauwarmen Bädern.*
>
> *Biochemie ISO Nr.10 Natrium sulfuricum D3, 5-mal täglich 3 Tabletten bis zur Besserung.*

Soll die Ausleitung über ein bestimmtes System erfolgen, muss die Therapie auch spezifischer werden. Neben der allgemeinen Therapie können folgende Mittel gute Dienste leisten:

- Stoffwechselmittel 1 (St1) Cochlearia cp JSO, das Mittel für die Magenfunktion in Gänze. Also nicht nur den verdauenden Aspekt, sondern auch den Magen als Ausscheider, vornehmlich der Schwarzgalle,

aber auch anderer Stoffwechselendprodukte. Ein nicht zu vergessender Punkt bei der Funktion des Magens ist die Vermittlung des nötigen Konsensus.
- Konstitutionsmittel 1 (Kn1) Thuja cp JSO, dient der Ausleitung und Neutralisierung von „Erbgiften". Natürlich lässt sich über ein Medikament das Genom nicht ändern, aber durch das Mittel lassen sich die, bei jeder anlagebedingten Problematik zwangsweise immerfort entstehenden (Erb-) Gifte entweder unschädlich machen oder sie können mit Hilfe des Konstitutionsmittels zur Ausleitung gebracht werden. Daher sollte bei konstitutionellen Erkrankungen immer an eine Zwischenmedikation mit Konstitutionsmittel 1 (Kn1) Thuja cp JSO gedacht werden.
- „Renalin" Soluna, das Funktionsmittel des gesamten Harntraktes, bei Ausleitung über Blase oder Nieren. Oft genügen bereits morgens 4 Tropfen.
- Stoffwechselmittel 5 (St5) Berberis cp JSO, Unterstützung des aktiven Konsensus von Leber und Haut. Schließlich spielen Funktionsstörungen im Leber-Darm-Bereich bei der Disposition zu Hauterkrankungen eine wichtige Rolle.
- Stoffwechselmittel 10 (St10) Centaurium cp JSO und Bellis Oligoplex, zur Verbesserung der Hautfunktion.
- Brustmittel 5 (Br5) Teucrium cp JSO, das Funktionsmittel der Lungen, besonders bei anlagebedingter Schwäche. Häufig hat der Körper selbstständig das Bestreben Gase über die Atemwege zu eliminieren, sodass Brustmittel 5 durchaus eine schnellere Entlastung bei chronischem Meteorismus bringen kann.
- Sinusitis Hevert, bei allen Steckflüssen im Hals-Nasen-Ohren-Bereich. Ein schönes Folgemittel, um den Fluss solange wie nötig am laufen zu halten, ist Biochemie ISO Nr. 4 Kalium chloratum D3.
- Gewebemittel 8 (Gw8) Chelidonium cp S JSO, als Leberzellschutz und vor allem zur Anregung der Leberfunktion.
- Colocynthis Synergon 52, bei jeder funktionellen Störung im Bereich des Colons, ob mit oder ohne Durchfallerkrankung.
- Gewebemittel 1 (Gw1) Caulophyllum cp JSO, das Mittel für die Genitalfunktion, besonders der Frau. Somit ist dieses Mittel bei Ausleitungen über die Menstruation angezeigt.

> *Therapie der Acne vulgaris als Beispiel einer Ausleitung über die Haut:*
>
> *Kurze lauwarme Kompressen morgens und abends.*
>
> *Stoffwechselmittel 5 (St5) Berberis cp JSO, 3-mal täglich 10 Globuli, zur Entlastung der Haut über eine Ausleitung der pubertären Rohheiten über die Galle. Außerdem wird die Kochung, also die Aufbereitung von Stoffwechselendprodukten optimiert, sodass eine geregelte Ausscheidung erfolgen kann und keine Ausleitung über die Haut nötig wird.*
>
> *Bellis Oligoplex, 3-mal täglich 1 Tablette, als Nährsalz für die arg belastete Haut.*
>
> *Gewebemittel 1 (Gw1) Caulophyllum cp JSO, 3-mal täglich 10 Globuli. Das Mittel reguliert die endokrine Dysfunktion bei Mann und Frau. Außerdem kann es zur Ausleitung von Schlacken über die Menstruation beitragen.*

Entgiftung

Da die Entgiftung die Hauptproblematik der belebten Natur darstellt, gibt es eine Fülle von arzneilichen Möglichkeiten um hier zu therapieren. Wenn man es genau betrachtet, beschäftigen sich die meisten Arzneien in irgendeiner Art und Weise mit der Entgiftung. Entweder damit, eine geregelte Entgiftung zu ermöglichen, wie das in den vorausgegangenen Arzneien zur Aus- und Ableitung der Fall war, oder überhaupt nur mit der Entgiftung selbst. Wenn man sich den, dem Leben zugrunde liegenden, Regelkreis ins Bewusstsein ruft, wird auch deutlich weshalb.

Häufig liest man auch bei Medikamenten, die der Regulation des Systems dienen, in der Indikationsliste den Begriff der „Entgiftung". Dabei ist meistens der Vorgang der Aus- oder Ableitung gemeint. Echte Entgiftungsmittel kann es in einem funktional ausgelegten Heilsystem gar nicht geben, da hierbei immer die funktionale Regelung umgangen wird.

Entgiftung im therapeutischen Sinne erfolgt beinahe immer über „Drastika", da eine geregelte Ausscheidung im Sinne einer Ab- oder Ausleitung erfolgt. Die therapeutische Entgiftung wird erzwungen und umgeht somit die Regelsysteme des Organismus. Daher ist die Notwendigkeit einer Entgiftung immer zu hinterfragen. Schließlich können dadurch auch Schäden verursacht werden – auch bei naturheilkundlichen Methoden und Medikamenten!

Natürlich gibt es biologische „Drastika", man denke nur an Glaubersalz, Sennesblätter, Brechnuss oder auch den Sulfur. Dennoch bleibt es dabei: Eine naturheilkundliche, regulative Therapie ist mit diesen nicht möglich.

Wenn dennoch mit Drastika behandelt werden muss, oder der Körper selbst eine kritische Ausscheidung im Sinne der Entgiftung tätigt, sollte das „genutzte" System immer mitgestützt werden.

> *Bei einer Vielzahl von „Kinderkrankheiten" kommt es zur Entgiftung über die Haut, als kritische Ausschläge. Diese Ausschläge dürfen nie unterdrückt werden, aber die Haut sollte in ihrer ausscheidenden Funktion gekräftigt werden und Schäden saniert werden. So sollte z.B. nach einer Antibiotikum-Behandlung aufgrund von Scharlach, Stoffwechselmittel 10 (St10) Centaurium cp JSO, 3-mal täglich 20 Globuli, gegeben werden, bis die Flasche leer ist.*

Der Aderlass

Beim Aderlass kann grob unterschieden werden:
- Kleiner Aderlass: Max. 150 ml.
  Er kurbelt reflektorisch die Erythropoese an, ist also auch bei Anämikern mit Kraft angezeigt. Er reizt die Lebenskraft.
- Großer Aderlass: Über 150 ml.
  Er dient zur Ausleitung bei allgemeiner Blutfülle. Hier kommt es zumindest vorübergehend, zur echten Schwächung.
- Lokale Entleerungen.

Beim Aderlass verhält es sich ähnlich wie beim Schröpfen: Er ist zum Ende des 18. Jahrhunderts sehr in Verruf geraten, weil zu häufig zur Ader gelassen wurde und dem Organismus zu große Mengen Blut entzogen wurden.

Beim Aderlass wird dem Patienten Blut abgezogen. Blut ist Lebenssaft, Lebensenergie. Man kann nur jemandem einen Aderlass machen, der auch die Kraft dazu hat. Nur jemand, der einen vollen, kräftigen Puls hat, erträgt und verträgt einen Aderlass. Die Anwendung muss immer unter Pulskontrolle durchgeführt werden. Sobald der Puls schwach, weich und/oder klein wird, beendet man den Aderlass.

Der kleine Aderlass umfasst bis etwa 150 ml. Er wird entnommen bei Anämikern, die noch Kraft haben, also eine reizbare Schwäche aufweisen. Der Puls ist hier fest und hart. Mit dem Abzug dieses Blutvolumens vermittelt man dem Organismus eine Art Verlustsyndrom. Der Körper produziert somit schneller Blut nach. Ganz nach den Gesetzen der Reizlehre, dass kleine Reize die Lebenskraft stärken, mittlere Reize die Lebenskraft erhalten und starke Reize die Lebenskraft schwächen. Der Aderlass ist in jedem Falle immer auch ein Reiz!

Der große Aderlass umfasst Volumina über 150 ml und ist somit eine echte Entleerung. Er wird nicht nur bei Hämochromatose durchgeführt, sondern bei jeder, auch lokalen Blutfülle, wenn man z.B. mit einem Wickel nicht mehr zurechtkommt.
Wenn der Patient immer wieder Kopfschmerzen entwickelt, oder immer wieder ein hyperkinetisches Herz-Kreislauf-Syndrom ausprägt, oder wenn die Frau vor der Regel immer wieder krampfartige Beschwerden mit anschließender aktiver, also hellroter, Blutung bekommt - dann kann ein großer Aderlass angezeigt sein.

Da es sich beim Aderlass um einen Eingriff in die Körpervolumina handelt, sollte der Zeitpunkt nach Möglichkeit auch nach der Stellung des Mondes gewählt werden. Der Erdtrabant hat einen sehr weit reichenden Einfluss auf die Körperflüssigkeiten. Generell gilt: Eine Flüssigkeit entnehmende Methode sollte nach Möglichkeit im abnehmenden Mond erfolgen. Der Mond repräsentiert nämlich das weibliche Prinzip, also das kühle, feuchte Prinzip. Im zunehmenden Mond wird sich dieses Prinzip abschwächen, da der Mond mit zunehmender Sonnenbestrahlung in seiner Eigenschaft gemindert wird. Der Mensch wird also relativ trockener und somit wird eine Flüssigkeitsentnahme weniger gut toleriert. Im abnehmenden Mond lässt der Sonneneinfluss zusehends nach. Der Mond wird wieder mehr Mond. Entsprechend wird der Organismus auch wieder vermehrt befeuchtet. Daher lässt das System eine Zehrung der Flüssigkeiten eher im abnehmenden Mond zu.

Lokale Entleerungen haben mit einem Aderlass nichts zu tun. Am beliebtesten sind lokale Entleerungen an der Wade: Dabei fährt man mit starkem Druck die Wade abwärts und kommt so an den Maximalschmerz bei Venenleiden. Dort setzt man eine Nadel an und lässt es solange bluten, bis es eigenständig aufhört. Hier entleert sich „Erdiges". Beim Aderlass dagegen wird wirklich fließendes Blut entnommen.

Risiken
Ein Aderlass kann zu Schwindelanfällen oder zu einer vorübergehenden Kreislaufschwäche führen. Wird ein Patient zu häufig „zur Ader gelassen", wird der Körper unnötig geschwächt.

Es gibt eine Reihe von Beschwerden oder Krankheiten, bei denen die Patienten nicht zur Ader gelassen werden sollten. Dazu gehören:

- Herz-Rhythmus-Störungen
- Kreislaufschwäche
- niedriger Blutdruck
- Durchfälle
- allgemeine Abgeschlagenheit
- ausgeprägte Blutarmut
- Durchblutungsstörungen im Gehirn
- Blutgerinnungsstörungen während der Menstruation

Häufig wird eine Blutspende mit einem Aderlass gleichgesetzt. Dies ist richtig, wie falsch. Natürlich handelt es sich faktisch um einen großen Aderlass, da ja in aller Regel 500 ml Blut entnommen werden. Diese Entnahme erfolgt allerdings nicht nach therapeutischen Gesichtspunkten und nicht unter Pulskontrolle. Sie erfolgt somit willkürlich. Dies soll kein Argument gegen die Blutspende sein, sondern nur den Unterschied zwischen Aderlass und Blutspende verdeutlichen.

Ein Aderlass ist ein kontrollierter Blutverlust mit therapeutisch gewollter Konsequenz, eine Blutspende ist, wie der Name schon sagt, eine freiwillige Spende eigener Lebenskraft, wobei deren Schwächung durchaus kalkuliert ist. Dass man die Blutspende bei Vollblütigen durchaus auch therapeutisch sinnvoll nutzen kann, steht außer Frage.

Auch bei plethorischen, also unter allgemeiner und anhaltender Blutvölle leidenden Personen, die mit Aderlässen behandelt werden, macht es Sinn, die durch den Aderlass angeregte Blutbildung therapeutisch zu regulieren, um bei der Neubildung die alten Fehler zu verhindern.

Begleittherapie des großen Aderlasses:
- Adermittel 3 (Ad3) Hydrastis cp JSO
3-mal täglich 10 Globuli.

Begleittherapie des kleinen Aderlasses:
- Capsella cp-Fluid
3- bis 5-mal täglich 5 Tropfen auf einen Esslöffel Wasser, äußerlich in Herz- und Oberbauchgegend einreiben.
- Biochemie ISO Nr. 3 Ferrum phosphoricum D3
morgens und mittags 3 Tabletten.

Das Schröpfen

Man unterscheidet drei Varianten des Schröpfens:
- Das trockene Schröpfen
- Das blutige Schröpfen
- Die Schröpfmassage

Das trockene Schröpfen tonisiert lokal und reflektorisch. Der Effekt variiert je nach Stärke des Unterdrucks im Schröpfkopf und nach Verweildauer auf der Haut.

Dieser Effekt kann wunderbar medikamentös gestützt werden:

Um die tonisierende Wirkung zu verstärken, sollten parallel zur Schröpfbehandlung morgens und abends 10 Tropfen Rhododendron cp-Fluid eingenommen werden. Das Schröpfen und das Fluid ergänzen sich ideal, da der Schröpfeffekt durch das Fluid deutlich verstärkt und die Wirkung des Fluids durch das Schröpfen verlängert werden kann.

Das blutige Schröpfen ist eine schwächende Methode, bei der dem System immer auch Lebensenergie entzogen wird. Dies muss unbedingt beachtet und bedacht werden! Wer aber an diesem Blut riecht oder versucht, es über eine Fläche fließen zu lassen, dem wird deutlich, dass eine Ausscheidung dieses Blutes unbedingt notwendig ist. Hier ist der ausscheidende Aspekt im Vordergrund, aber auch der reflektorisch entlastende kann genutzt werden.

Es wird hier nicht nur die Ausscheidung von belastendem Blut erzwungen – ähnlich wie beim kleinen Aderlass –, sondern im Gegenzug auch die Neubildung von neuem, frischem Blut. Somit wird zwar einerseits die Lebenskraft gemindert, andererseits aber auch aktiviert.

Sowohl die Minderung und Aktivierung der Lebenskraft, als auch die Blutbildung kann und sollte medikamentös unterstützt werden:
- Viscum album cp-Fluid S
  Abends 5 Tropfen einnehmen; außerdem Magengrube und Fußsohlen einreiben.
- Sanguisol Soluna
  Morgens 4 Tropfen.
- Adermittel 3 (Ad3) Hydrastis cp JSO
  3-mal täglich 20 Globuli.

Bei sich wiederholenden Schröpfkuren macht es durchaus Sinn diese Kombination über 8 Wochen laufen zu lassen, auch um die Wirkung der Kur dauerhafter zu gestalten.

Die Schröpfkopfmassage hat in erster Linie eine reflektorische Wirkung. Lokal kommt es durch das Lösen der dortigen Verklebungen zur Aktivierung des Bindegewebes. Deshalb ist davon auszugehen, dass auch im Bindegewebe abgelagerte Schlacken gelöst und aktiviert werden. Daher sollte immer darauf geachtet werden, dass die Patienten im Vorfeld ausreichend trinken.

Durch die Schröpfkopfmassage werden die Schlacken gelöst, durch die Flüssigkeitszufuhr verdünnt und durch entsprechende Methoden und Medikamente werden sie purgiert:

- Biochemie ISO Nr. 11 Silicea D6
  Abends 3 Tabletten.
- Derivatio Pflüger
  3-mal täglich 2 Tabletten.
- Gewebemittel 11 (Gw11) Rhus toxicodendron cp JSO
  3-mal täglich 10 Globuli.

Diese Medikation ist als Kur im Umfeld einer meist ohnehin über längere Zeit betriebenen Schröpfkopfmassagen-Behandlung sinnvoll.

Baunscheidt-Verfahren

Mit dem Baunscheidt-Verfahren haben wir ein sehr breit anwendbares Ab- und Ausleitungsverfahren auf die Haut in Händen. Das Öl kommt nicht in die Haut hinein, sondern es zieht Stoffe und Reize über die Haut aus dem Körper heraus. Nicht umsonst ergibt sich eine Quaddelbildung.

Außerdem nutzen wir hier die Möglichkeit cuti-visceral zu arbeiten, indem im jeweiligen Reflexfeld gereizt wird. Durch die Reizung von Muskelrändern kommt es sogar zu einer Procain-artigen Wirkung. Dadurch, dass Spannungsrezeptoren, die Nozirezeptoren, über dieses Verfahren tatsächlich kurzzeitig so stark irritiert werden, dass der Informationsfluss zwischen Rezeptor und zentraler Regelung unterbrochen wird, hat man die Möglichkeit, allmählich wieder eine normotone Spannung in den Muskel zu bekommen.

Baunscheidtieren bringt häufig eine sofortige Besserung! So einfach dieses Aus- und Ableitungsverfahren erscheint, so effektiv ist es auch. Die

Anwendung ist im akuten, wie im chronischen Fall möglich, sie ist überall und rasch durchzuführen und sie ist für den Patienten meist gut zu ertragen. Die Kombination mit beinahe jeder anderen Therapieform ist jederzeit möglich. Bei der Behandlung chronischer Erkrankungen oder bei längerer, regelmäßiger Anwendung bietet sich eine medikamentöse Unterstützung förmlich an.

> *Eine sehr dankbare Anwendungsmöglichkeit des Baunscheidtierens ist die Behandlung von Restneuralgien nach Herpes zoster. Diese Neuralgien bestehen z.T. noch Jahre nach dem Infekt, auch ohne dass ein infektiöses Geschehen noch im Gange wäre. Hier muss von einer regelmäßigen Behandlung über mindestens 3 Monate ausgegangen werden, wobei die Behandlung auch bei raschem Erfolg unbedingt, zwar in verminderter Intensität, fortgeführt werden sollte.*
>
> *Man baunscheidtiert im neuralgisch reagierenden Gebiet zweimal wöchentlich. Gleichzeitig verordnet man die „JSO-Entgiftungstherapie" nach Plan (s. S. 75) und Gelsemium Synergon 100 mit 2-mal täglich 20 Tropfen. Äußerlich angewandt bringt das Fieber- und Nervenmittel 2 (Fb2) Cinchona cp JSO eine gute Unterstützung. Man lässt 10 Globuli in 1/8 Liter Wasser lösen und mit dieser Lösung an den baunscheidtfreien Tagen Auflagen machen. Bei Besserung reduziert man die Baunscheidt-Anwendung auf einmal wöchentlich und den Synergon auf 2-mal täglich 10 Tropfen. Die Entgiftungstherapie wird nach Plan zu Ende gebracht.*

Die Baunscheidt-Anwendung kann aber auch diagnostisch wertvolle Hinweise geben:

Ergeben sich bei einem nicht dem Senium zugehörigen Menschen keine Quaddeln oder verschwinden sie nach weniger als 15 Minuten wieder, so kann man mit Sicherheit die Neigung oder sogar das Vorhandensein von Ödemen annehmen. Diese Ödeme müssen sich dabei nicht im behandelten Gebiet befinden. In einem solchen Fall macht es immer Sinn eine Milzstütze zu geben, z.B. Splenetik Soluna, 2-mal täglich 10 Tropfen.

Weitere Ab- und Ausleitungsverfahren

Blutegel
Die Wirkung von Blutegeln ist am ehesten mit der des kleinen Aderlasses zu vergleichen. Es kommt zur Ausleerung nicht immer nur kleiner Mengen Blut. Aufgrund des erlittenen Verlustes erfolgt auch hier ein Reiz auf die Blutbildung. Die Wirkung des Hirudin auf das Gesamtsystem steht noch zur Diskussion. Hirudin ist ein Thrombininaktivator, verhindert also die Thrombozytenaggregation und die Wandlung von Fibrinogen zu Fibrin.

Cave! Größte Vorsicht ist bei Schwangeren geboten, denn Hirudin ist plazentagängig!

Wer am eigenen Leibe schon einmal die überaus entlastende Wirkung zweier Blutegel am unteren Leberrand auch ohne explizites Leberproblem erlebt hat, wird dieses Verfahren sehr zu schätzen wissen. Auch hier sollte bei regelmäßiger oder auch häufigerer Anwendung an eine geordnete Blutbildung gedacht werden, wie das beim kleinen Aderlass (s. S. 63) schon beschrieben wurde.

Einlauf
Der Einlauf ist ganz offensichtlich ein Aus-, aber unter Umständen auch ein Ableitungsverfahren, nämlich bei allen infektiösen Erkrankungen. Er ist das Ableitungsverfahren für den Darm, kostet kaum Kraft und stellt dem Körper Flüssigkeit zur Verfügung. Die Darmreinigung ist beim hohen Schwenkeinlauf sehr gründlich und diversen technischen Methoden sicherlich ebenbürtig.

Selbst bei Durchfallerkrankungen sollte am Beginn an einen Einlauf gedacht werden, da er die ohnehin vorhandene Tendenz zur Entgiftung fördert, aber auch auf den Darm ableitet. Eine wirkungsvolle Unterstützung findet so ein ableitender, entgiftender Einlauf in Jsonettin®S, 5-mal täglich 2 Tabletten.

Hydrotherapie

Auch als nicht ausgesprochen nach Kneipp arbeitender Therapeut, kann man dieses Verfahren am Patienten sehr gut nutzen. Es wird ja eigentlich nur Blut verschoben. Entweder von einem Ort der Fülle weg in die Peripherie oder hin zu einen Ort der Leere. Dabei wird rein energetisch gearbeitet. Indem dem Körper eine gezielte, lokale Unterkühlung beigebracht wird, zwingt man ihn therapeutisch dazu, Energie - also Wärme, gebunden an den Träger Blut, an den Ort der vermeintlichen Unterkühlung zu bringen.

Hierbei wird einerseits die Durchblutungsleistung im unterkühlten Areal verbessert, andererseits wird Blut aus einem besser durchbluteten Gebiet abgezogen. Wenn der Kältereiz gezielt polar zum Ort der Fülle erfolgt, erzielt man den größten Effekt.

Ein beliebtes Beispiel ist die Belladonna-Symptomatik „heißer Kopf und kalte Füße", wie sie besonders am Beginn einer Infektion nicht nur bei Kindern entsteht. Wie oft hat Belladonna zwar das Befinden schon gebessert, aber nicht die Beschwerden behoben.

Hier sind kalte Wadenwickel angezeigt und zwar nicht nur beim Kind, sondern auch beim Erwachsenen. Wobei es beinahe egal ist, ob diese mit essig-saurer Tonerde oder mit äußerlichem Retterspitzwasser gemacht werden. Wichtig ist der zum heißen Kopf polare Kältereiz, der hier zur Linderung führen wird.

Wichtig auch: Die kalten Füße müssen vor der Kälteanwendung durch Reiben oder sogar durch ein kurzes warmes Fußbad angewärmt werden, um einerseits einer Verschlimmerung des Befundes und des Befindens vorzubeugen und um andererseits den therapeutischen Reiz zu verstärken.

Die Abkühlung eines ohnehin schon kalten Areals ist bestenfalls eine Verschlimmerung, die Abkühlung eines warmen Gebiets stellt einen polaren Reiz dar, der von der Natur unmittelbar beantwortet werden muss!

Der alten Erkenntnis „Das Herz bewegt das Blut, der Magen verteilt das Blut." folgend, ist hierbei durchaus eine unspezifische Stütze der Magenfunktion anzuraten. Auch hier ist Stoffwechselmittel 1 (St1) Cochlearia cp JSO, 5-mal 20 Globuli, ein segensreiches Mittel.

Wickel
Allen Wickelarten gemein ist:
- Lokale Ausleitung und Entgiftung über die Haut.
- Ableitung auf die Haut über die Förderung der lokalen Durchblutung.
- Anregung der Hautatmung.
- Nutzung cuti-visceraler Reflexbögen.

Da hier im Besonderen die Hautfunktion gefördert und gefordert wird, ist es bei häufigerer Anwendung von Wickeln durchaus sinnvoll die Hautfunktion zu stützen: Stoffwechselmittel 10 (St10) Centaurium cp JSO, 5-mal täglich 20 Globuli, am Tag der Anwendung, sonst genügen 3-mal täglich 10 Globuli um die Hautfunktion zu stützen.

Rödern der Nasengänge
Das Rödern der Nasengänge ist eine lang vergessene Methode. Augen- und Nasensekret sind – nach alter Ansicht – die letzten Ausscheidungsmöglichkeiten des Systems. Wenn sie versiegen, hat der Körper kein Kompensationssystem mehr zur Verfügung. Umso mehr sollten „trockene Augen" Beachtung finden in unserem therapeutischen Tun. Die Nasenreflextherapie erzwingt eine massive Ausscheidung über den Bereich Nase und Auge.

Zwischen den Schleimhäuten der Nase und denen des Genitaltraktes besteht ein ausgesprochen starker Konsens, der sich therapeutisch durchaus nutzen lässt, der aber auch bei der Behandlung berücksichtigt werden muss. So sollte während der Menstruation auf ein Rödern der Nase verzichtet werden.

Nicht selten können Beschwerden infolge ausbleibender Regel im Klimakterium mit einer regelmäßigen Röder-Therapie der Nase gemildert werden. Der Grund dafür liegt sicherlich auch an einer Ab- und Ausleitung von „Menotoxinen" über die Nasenschleimhaut.

Speziell dieser Konsens zwischen den Schleimhäuten der Nase und dem Genitaltrakt sollte auch medikamentös gestützt werden: Gewebemittel 1 (Gw1) Caulophyllum cp JSO, 3-mal täglich 10 Globuli, ist sowohl im Praeklimakterium, als auch im Klimax selbst ein treuer Helfer.

Auch bei „alten" Leberleiden ist die Mitreaktion der Nase bekannt. Sei es das Niesen beim Essen oder auch die „verstopfte" Nase in der Nacht. Gewebemittel 8 (Gw8) Chelidonium cp S JSO ist das Leberfunktionsmittel schlechthin. Morgens und abends 20 Globuli reichen als Schutz völlig aus. Das Mittel ist bei chronischen Leberbelastungen und -erkrankungen den bekannten Carduus marianus-Präparaten sicherlich vorzuziehen.

Das trockene Auge sollte immer behandelt werden. Natürlich muss künstlich über entsprechende Augentropfen (z.b. ISO-Augentropfen C) befeuchtet werden, aber auch innerlich kann etwas getan werden: „Iris Cyl" von Liebermann, 3-mal täglich 10 Tropfen, bringt häufig eine deutliche Befeuchtung und hilft so der natürlichen Schleimhautfunktion auch mit der Aus- und Ableitung.

Cantharidenpflaster
Ein Cantharidenpflaster ist ein absolutes „Drastikum". Es stellt eine echte Ab- und Ausleitung auf und durch die Haut dar, wobei die Haut allerdings deutlich geschädigt wird. Allerdings kann die Heilgewalt eines solchen Pflasters genauso drastisch sein! Natürlich muss der Patient auf die Folgen der Wundbehandlung und Narbenbildung hingewiesen werden.

Es muss eine Wundversorgung lege artis erfolgen, sonst ist der Schaden größer, als der Nutzen! Eine schöne Wundheilung, nahezu ohne Narbenbildung ist sicherzustellen, z.B. durch die Anwendung der entsprechenden Mucokehl-Präparate.

Fasten
Unter dem Begriff des „Fastens" tummeln sich allerlei sinnvolle, aber auch völlig unsinnige Vorschriften. Die einzig zuträgliche Art des Fastens ist die der „entlastenden Ernährung". Der Organismus soll über die Zufuhr nur schwer brauchbarer Stoffe oder auch zur Unzeit zugeführter Stoffe gezwungen werden, seine eigene Substanz anzugreifen und gleichzeitig seine Speicher, auch die für Schlacken, zu leeren.

Die simpelste Form ist immer noch das Heilfasten. Gut brauchbar sind auch die Schrot- oder Mayr-Kur. Wenn keine ausgesprochene Fastenkur möglich sein sollte, so ist allermeist doch ein dreitägiges Anfasten und eventuelles „Glaubern" möglich. Der Patient muss sich seines Körpers, besser seines Zustandes bewusst werden. Der Verzicht ist häufig der erste Schritt dorthin.

Seele, Geist und Körper sind eins. Daher bezieht sich das Fasten sicherlich nicht ausschließlich auf die verminderte Zufuhr von Nahrungs- und Genussmitteln, sondern auch auf die verminderte Zufuhr anderer Reize, wie Fernsehen, PC oder auch Theater usw.

Die JSO-Entgiftungstherapie

Das Hauptproblem der belebten Natur ist die Entgiftung des Systems nach Ablauf einer wie auch immer gearteten Stoffwechselaktion. Denn jedes Tun, jede Aktion, hinterlässt Spuren, „Abfallprodukte", oder besser gesagt Überschussstoffe, die entsorgt werden müssen.

Je nach Stoffwechsellage, Jahreszeit, Ernährung oder auch Gemütszustand, kann die Entsorgung problematisch sein. Ein probates Mittel der Natur ist die Zwischenlagerung solcher Stoffe, manchmal auch überschüssiger Emotionen, besonders im Bindegewebsorgan. Ist eine Entsorgung nur zeitweise schwierig, so erfolgt die Elimination verspätet. Hält die (Über)-Belastung des Systems jedoch länger an, wird aus der Zwischenlagerung eine dauerhafte Ablagerung. In einem solchen Fall darf zwar auf die (individuelle) Toleranz des Bindegewebsorgans gezählt werden, aber auch sie ist natürlich begrenzt.

Im Fall der Überfüllung der Zwischenlager greift der überall präsente, grundlegende Regelkreis allen Lebens (s. S. 12)! Ein Überschussstoff hemmt eine erneute Assimilation. Andererseits regt dieser Überschussstoff seine eigene Entsorgung an. In der Elimination der Stoffe liegt also das Geheimnis der erfolgreichen Behandlung einer assimilatorischen oder auch dissimilatorischen Störung. Dies bedeutet, dass vor jeder Behandlung eine „Entmüllung" des Organismus stehen sollte.

Was im Vorfeld aber zu beachten ist: Jede Ausscheidung benötigt Energie. Je nach Dauer und/oder Ausmaß einer Schlackenbelastung im Bindegewebe, vermindert sich die Energiefreisetzung im Stoffwechsel. Da eine echte Energieanfüllung therapeutisch meist nicht funktioniert, muss mit der Schwäche des Systems gerechnet werden und sich therapeutisch darauf eingestellt werden.

Daher gilt es drei Dinge zu bedenken:
- Dem System sollte freigestellt werden, welchen Ausscheidungsweg es nutzen wird.
- Mit einer gewissen Reizträgheit muss gerechnet werden.
- Die wichtigsten eliminatorischen Systeme sollten in ihrer Funktion angeregt werden.

Die „JSO-Entgiftungstherapie" eignet sich hier in einmaliger Weise, da nur die Ausscheidung an sich angeregt wird. In der Wahl des Ausscheidungsweges und der Ausscheidungsform bleibt das System dabei völlig frei.

Die JSO-Entgiftungstherapie kann alleinig zur Sanierung aber auch zur Einleitung naturheilkundlicher Therapieverfahren in ausgezeichneter Weise eingesetzt werden. Nach einer vorausgegangenen Entgiftung des kranken Organismus kommen andere Behandlungsmethoden meist wesentlich intensiver und effizienter zur Wirkung.

Bei der JSO-Entgiftungstherapie werden drei Mittel der JSO-Komplex-Heilweise (JKH) im täglichen Wechsel angewandt. Die täglich rotierende Einnahme setzt immer wieder neue Reize. So wird ein Gewöhnungseffekt vermieden. Außerdem wird sie der verminderten Reizbarkeit (Irritabilität) gerecht.

Stoffwechselmittel 1 (St1) Cochlearia cp JSO

Das Mittel ist ein „Arcanum Vitae", da es über die Funktion des Magens im weitesten Sinne den Kräftehaushalt reguliert und die Kreislauftätigkeit stabilisiert. Es ist das Hauptmittel bei der Entgiftung. Es normalisiert die Tätigkeit der Verdauungsdrüsen und scheidet Fremdstoffe bevorzugt über den oberen Magen-Darm-Trakt aus.

Stoffwechselmittel 1 (St1) Cochlearia cp JSO regt sowohl die eliminatorische -, als auch die assimilatorische Grundfunktion im Allgemeinen, und im Speziellen bezogen auf den Gastro-Intestinal-Trakt, an.

Lymphmittel 1 (Lf1) Echinacea cp JSO

Das Mittel beherrscht den gesamten Bereich der inneren Elimination, also die Drainage der Gewebe und Systeme, die Wege der Schlacken wie

Kolloide, Lymphe und Venenblut in ihrer Qualität, bis hin zum Eliminationsorgan, wie z.b. der Haut.

Darmmittel 1 (W1) Allium cp JSO
Leitet Giftstoffe über den Dickdarm aus. Allein die Tatsache, dass z.B. ca. 30 % der Harnsäureausscheidung über diesen Weg verläuft, unterstreicht die Bedeutung des Darmes bei einer Entgiftung.

Durch die Verwendung von Globuli, ist diese Entgiftung bereits bei Kleinkindern, z.b. nach durchstandener Antibiose möglich und hat sich hierbei häufig bewährt.

Wichtig ist natürlich auch hier, wie bei jeder entlastenden Kur, eine ausreichende Trinkmenge.

	Montag	Dienstag	Mittwoch	Donnerstag	Freitag	Samstag
	Stoffwechselmittel 1 Cochlearia cp	Lymphmittel 1 Echinacea cp	Darmmittel 1 Allium cp	Stoffwechselmittel 1 Cochlearia cp	Lymphmittel 1 Echinacea cp	Darmmittel 1 Allium cp
1. Woche						
2. Woche						
3. Woche						
4. Woche						
5. Woche						
6. Woche						
7. Woche						
8. Woche						

Einnahmeplan zur JSO-Entgiftungstherapie

Die Einnahme erfolgt nach Einnahmeplan über ca. 6 – 8 Wochen. Der Sonntag ist, wenn nicht anders verordnet, einnahmefrei.

Diese einfache und von den Patienten gerne durchgeführte Kur, hat manchmal schon alleinig eine Befundverbesserung oder gar -behebung zur Folge. Allerdings muss der Patient auch darüber aufgeklärt werden, dass während der Kur auch unerwartete Ausscheidungen auftreten können.

So sind passagere Durchfälle hier nicht als Nebenwirkung, sondern eher als Wirkung im Sinne der Reinigung zu sehen und entsprechend **nie** zu unterdrücken!

> Eine 37-jährige Patientin hatte die JSO-Entgiftungstherapie selbstständig begonnen und nach 6 Tagen heftige gelblich färbende Kopfschweiße entwickelt. Nach Unterbrechung der Einnahme war das Schwitzen vorbei. Nachdem der Autor der Frau die weitere Einnahme unbedingt zuriet, traten die gleichen Schweiße erneut auf. Die Schweiße verschwanden nach etwa weiteren drei Wochen.
>
> In einem Nachgespräch wurde offenbar, dass solch ähnliche Schweiße schon einmal aufgetreten waren und zwar beim medikamentösen Abstillen nach der letzten Schwangerschaft. Seit diesem Abstillen habe eine Mastodynie um den Eisprung bestanden, die über Progesteron-Creme nur bedingt beherrschbar war. Diese Brustschmerzen waren nach der Entgiftungstherapie fast vollständig verschwunden.
>
> Hier hat der Organismus scheinbar die Gunst der Stunde genutzt und über die angeregte Entgiftung eine alte Unterdrückung über die Haut ausgeglichen und somit eine Entlastung erfahren.

Frühjahrskur

So wie die Natur im Gang der Jahreszeiten ihre dafür spezifischen Grundmuster lebt, so müssen auch wir als Menschen und insbesondere wir als den Menschen Behandelnde in jahreszeitlichen Rhythmen denken und unser Tun darauf ausrichten.

Diese Grundmuster sind in der gesamten belebten Natur identisch und gelten auch in unserer zivilisierten Gesellschaft. Unsere innere Natur geht nicht davon aus, dass im Winter die Heizung aufgedreht wird oder die Südfrüchte eingeflogen werden. Auch wenn es eigentümlich klingt, unser Grundstoffwechsel verhält sich der Späteiszeit entsprechend.

Im Sommer besteht ein Überangebot an Nahrung und Wärme, sodass der Organismus sich nur bedienen braucht, ohne dafür besondere Leistungen zu erbringen. Im Herbst beginnt der Organismus sich auf den kommenden, vermeintlich kargen Winter einzurichten – er speichert Stoff und Energie.

Der Winter zwingt das System dazu mit seinen Vorräten zu haushalten. Der Organismus kann nicht damit rechnen, dass in dieser Zeit ein ausreichendes Angebot an Nahrung und Sonnenenergie zur Verfügung steht. Auch jetzt wird er nur „unwillig" mehr verbrauchen, als unbedingt nötig, da er sich ja in einer natürlichen Zehrung befindet. Andererseits wird jedes Überangebot sofort in den Speicher abgelegt. Auch die eliminatorische Grundfunktion ist vermindert. Daher kommt es zur Ablagerung von Überschussstoffen in den Geweben. Wer allerdings bei normaler Nahrungszufuhr im Winter nicht abnimmt, ist im Kern nicht gesund. Denn der Winter ist eine zehrende Jahreszeit, da ein hoher Energieaufwand besonders in der Wärmeregulation erfolgen muss.

Das Frühjahr signalisiert das Ende der „schlechten" Zeit. Es wird wärmer und das Nahrungsangebot verbessert sich. Das System kann sich der Restauration widmen. Bevor ein Neuaufbau und eine Reaktivierung des Stoffwechsels erfolgen kann, muss, dem elementaren Regelkreis entsprechend, vorhandener Überschuss eliminiert werden. Dies erfolgt nach dem allgemeinen Muster: Verdünnen, lösen, purgieren. Bei dieser Gelegenheit werden extrem viele Ablagerungen mobilisiert, was passager zu einer starken Schlackenbelastung des Blutes und der Lymphe führt. Hieraus erklären sich auch die für das Frühjahr typischen Beschwerden: Müdigkeit, Schweregefühl, Schlafstörungen, Kreislaufprobleme, Wetterfühligkeit, usw.

Eine Frühjahrskur forciert die gesamte eliminatorische Grundfunktion und ermöglicht somit einen früheren und besseren Wiederaufbau, vor allem bei der Bluterneuerung. Folgende Medikamente kommen in Frage:

- Stoffwechselmittel 5 (St5) Berberis cp JSO
  Als wichtigstes Basismittel für die Frühjahrskur! Zur Anregung der hepato-renalen Ausscheidungsvorgänge, denn die Leber macht harnfähig, was harnpflichtig ist.
- Stoffwechselmittel 3 (St3) Scrophularia cp JSO
  Zur Anregung der Bindegewebsreinigung und Drainage des Interstitiums. Außerdem entlastet es Haut und Schleimhäute in ihrer Ausscheidungsfunktion.
- Gewebemittel 2 (Gw2) Equisetum cp JSO
  Neben Stoffwechselmittel 5 (St5) Berberis cp JSO das elementarste Ausscheidungsmittel. Durch die Befeuchtung der Gewebe dient es natürlich auch der Verdünnung von Überschussstoffen.
- Lymphmittel 2 (Lf2) Abrotanum cp JSO
  Zur Reinigung des Lymphsystems und somit auch zur Entlastung und Neubildung des Blutes.

> Rezeptvorschlag zur Frühjahrskur:
>
> 3–4 Wochen zum Ausscheiden und zur Lymphreinigung
>
> **Stoffwechselmittel 5 (St5) Berberis cp JSO**
> 3-mal täglich 10–15 Globuli
> **mit Gewebemittel 2 (Gw2) Equisetum cp JSO**
> 3-mal täglich 10–15 Globuli
>
> obige Kombination täglich wechseln mit
>
> **Stoffwechselmittel 3 (St3) Scrophularia cp JSO**
> 3-mal täglich 10–15 Globuli
>
> danach 3–4 Wochen zum Aufbau
>
> **Lymphmittel 2 (Lf2) Abrotanum cp JSO**
> 3-mal täglich 10–15 Globuli

Ein Tipp um eine ausreichende Trinkmenge sicherzustellen:
Erst 3 Wochen lang **Brennnesseltee** $^1/_2$ –1 Liter/Tag,
dann weitere 3 Wochen **Löwenzahntee** (Blätter/Wurzel) 1 Liter/Tag.

Als zusätzliche Delikatesse: **Löwenzahnsalat** mit Pellkartoffeln und wachsweichen Eiern. Zum Würzen nimmt man dabei: Salz, Pfeffer, Zwiebeln und/oder Knoblauch, Balsamico, Olivenöl.

Herbstkur

Nach der naturheilkundlichen Elementen- und Säftelehre wird die herbstliche Jahreszeit dem Element Erde und der Schwarzgalle sowie dem melancholischen Temperament zugeordnet. Damit gilt der Herbst als kalt und trocken.

Dieser kühlende und trocknende Einfluss hat natürlich Auswirkungen auf den Organismus. Einerseits kommt es zu einer Erniedrigung der kalorischen Grundfunktion – der Stoffwechsel wird zurückgefahren. Daher ist auch mit einem Absinken des Energiehaushaltes zu rechnen. Möglicherweise hängt die Häufung von Krankheiten mit epidemischem Charakter hiermit zusammen.

Andererseits kommt es durch die fehlende Wärme auch zu einer erhöhten Neigung zu Trockenheitserkrankungen (Kristallose). Die Abkühlung des Magens bewirkt beispielsweise eine schlechtere Säfteentstehung und damit eine veränderte aktive Befeuchtung des Organismus. Auch andere Stoffwechselorgane, wie Leber, Nieren und Haut, sind in der Funktion eingeschränkt. Dadurch kommt es zu einer trägeren Blutbewegung und einer erhöhten Viskosität des Blutes mit Neigung zu Stauungen und Stockungen.

Abhängig von Temperament und Konstitution bestehen durch den kühlenden und trocknenden Einfluss des Herbstes Neigungen zu folgenden Erkrankungen:

- Trägheit der Kreislauf- und Lymphbewegung
- Stauungen und Stockungen der Milz
- Trägheit von Leber- und Nierenabsonderungen
- Steinleiden
- Obstipation

- venöse Leiden des Abdomens und der unteren Extremität
- harnsaure und rheumatoide Krisen
- Stimmungsschwankungen mit Tendenz zu Melancholie.

Die therapeutischen Maßnahmen sollen zu einer Befeuchtung des Organismus und zu einer Anregung des Stoffwechsels führen. Eine 4 bis 6 Wochen dauernde Herbstkur kann den ungünstigen Eigenschaften des Herbstes entgegen wirken.

Als befeuchtende Maßnahmen gelten:

Traubenkur: Befeuchtung und Anregung der Säfteproduktion, Verbesserung der Ausscheidungen (mindestens 500g kernlose Trauben täglich über den Tag verteilt essen)

Ausreichend Schlaf: Befeuchtet auf natürliche Weise

Johanniskrauttee: Erwärmt und nimmt die melancholische Stimmung

Zur Anregung des Stoffwechsels sind folgende Maßnahmen angezeigt:

Ernährung: Leicht verdauliche Kost aufgrund der beschriebenen Energieminderung

Bewegung: Ausreichende Bewegung und Anstrengung zur Verbesserung der kalorischen Grundfunktion

Bürstungen und Güsse: Stabilisierung des Blutumlaufs

Außerdem sollte die Atemfunktion durch Atemübungen, Atemtherapie und Aufenthalte an der frischen Luft verbessert werden. Der höhere Gasaustausch vermindert die übermäßige Karbonisation der Säftemasse und verbessert die Arterialisation des Blutes.

Zur Förderung des Blutumlaufs wird Gewebemittel 7 (Gw7) Millefolium cp JSO eingesetzt. Lymphmittel 2 (Lf2) Abrotanum cp JSO wirkt vor allem auf die „aufsteigende (ernährende) Lymphe" nach Krauß. Es nährt und kräftigt den gesamten Stoffwechsel und wirkt stützend auf den Energiehaushalt. Mit Stoffwechselmittel 5 (St5) Berberis cp JSO wird die Säure mobilisiert. Durch die Wahl des entsprechenden Stoffwechselmittels können aber auch einzelne Organe besonders angesprochen werden: Zur Aktivierung des Leberstoffwechsels wird Stoffwechselmittel 2 (St2) Lycopodium cp JSO und zur Stärkung der Nierenfunktion Stoffwechselmittel 6 (St6) Solidago cp JSO eingesetzt.

Rezeptvorschlag zur Herbstkur

Gewebemittel 7 (Gw7) Millefolium cp JSO
3-mal täglich 10 Globuli

Lymphmittel 2 (Lf2) Abrotanum cp JSO
3-mal täglich 10 Globuli

und 1 Stoffwechselmittel:

Stoffwechselmittel 5 (St5) Berberis cp JSO
3-mal täglich 10 Globuli

oder

Stoffwechselmittel 2 (St2) Lycopodium cp JSO
3-mal täglich 10 Globuli

oder

Stoffwechselmittel 6 (St6) Solidago cp JSO
3-mal täglich 10 Globuli

Schwermetallausleitung

In unserer heutigen Umwelt finden sich Schwermetalle z.T. in einer Dichte, die einer D4 der Homöopathie entsprechen. Vergleicht man dies mit der Verteilung dieser Stoffe im Fortgang der Erdgeschichte, so kommt man zu folgendem Schluss: Die Belastung heute entspricht der Belastung in Zeiten, in denen extrem hohe Vulkanaktivität herrschte und die Evolution des Lebens in einer ernsten Krise steckte – mit Massensterben von Arten im Bereich der Tier- und Pflanzenwelt.

Schwermetalle belasten insbesondere unsere Regel- und Steuersysteme. Sie lagern sich zum großen Teil im zentralen und vegetativen Nervensystem ab. Außerdem wird die hormonelle Grundregulation, auch als Ausdruck der vegetativen Regulation, gestört. Die Folgen sind einerseits Ausreifungsstörungen und eine Schwächung der Rasse, andererseits die Störung der Grundregulation bereits erwachsener Individuen. Die von uns herbeigeführte Schwermetallbelastung wird also zur Schwächung unserer Rasse und zur Zunahme vegetativer Fehlfunktionen führen. Ganz zu schweigen von den Folgen, die freie Schwermetalle auf die Gewebsstabilität und somit auf die allgegenwärtige Tumorproblematik haben.

Für den Therapeuten bedeutet dies, dass er die normalen Eliminationsvorgänge der Natur beobachten und notfalls stützen sollte. Außerdem muss er der vorhandenen Belastung Rechnung tragen und, z.B. im Zuge von regelmäßigen Frühjahrs- und Herbstkuren, eine Schwermetallausleitung mit einbauen. Da freie Schwermetalle, also auch die durch eine Therapie gelösten, in ihrer Wirkung toxischer sind als solche, die im Fettgewebe abgelagert sind, muss mit großer Sorgfalt vorgegangen werden.

Therapeutisch kommen folgende Mittel in Frage:
- Biochemie ISO Nr. 10 Natrium sulfuricum D6
Anregung des inneren Klärstroms und Anregung zur Bindung von Giftstoffen an Sulfate.
Morgens 10 Tabletten auf 1 Tasse warmes Wasser, schluckweise trinken.
- Gewebemittel 5 (Gw5) Conium cp JSO
Stabilisierung der betroffenen Gewebe und zur Verhinderung metastatischer Ablagerungen.
5-mal täglich 10 Globuli.
- Derivatio Pflüger
Zur Drainage des gesamten eliminatorischen Systems.
3-mal 2 Tabletten.
- Viscum album cp-Fluid S
Zur Regulierung des Nerven-Kräftehaushalt.
Abends 5 Tropfen auf ein Glas Wasser. Äußerlich Magengrube, Stirn und Fußsohlen einreiben.

Diese Therapie kann für 8 Wochen im Rahmen einer allgemeinen Ausscheidungskur eingebaut werden. Wichtig ist: Nieren und Leber müssen über allgemeine Maßnahmen gestützt sein.

Bei einem 32-jährigen Patienten kam es nach 13 Tagen Einnahme der o.g. Verordnung zu einer Fazialis-Lähmung rechts. Die Schwermetallausleitung wurde von ihm selbst unterbrochen. Erst nach Einsatz von Rhododendron cp-Fluid stündlich 5 Tropfen und Biochemie Nr. 13 Kalium arsenicosum D6 stündlich 1 Tablette waren nach 7 Tagen die Lähmung und alle Missempfindungen verschwunden. Die Schwermetallentgiftung wurde mit halber Dosis über 12 Wochen weitergeführt.

Dieser Vorfall zeigt einerseits, dass auch jüngere Menschen bereits belastet sind und andererseits, dass auch die Therapie belastend sein kann.

Amalgamausleitung

Ob und wann eine Amalgamausleitung sinnvoll ist, darüber lässt sich trefflich streiten. Nicht wenige sind der Meinung, sie sei erst sinnvoll, wenn eine Sanierung der betroffenen Zähne erfolgt oder erfolgt ist. Sicher ist, dass „alte", oxydierte Amalgamfüllungen kaum Quecksilber emittieren. Die eigentliche Belastung mit Quecksilber erfolgt einmal in den ersten 6 -12 Monaten nachdem das Material eingebracht wurde. Die zweite Quecksilber-Überschwemmung erfolgt im ungünstigsten Fall beim Ausbohren der alten Füllungen. Sicher ist aber auch, dass ältere Füllungen mit dem salzhaltigen Mundspeichel ein Elektrolyt bilden und somit als Störfeld fungieren, also entfernt werden sollten.

Auch hier gilt das bei der Schwermetallentgiftung bereits erwähnte (s.o.), allerdings sollte die Amalgamausleitung unmittelbar nach Beendigung der zahnärztlichen Behandlung erfolgen. Somit ist hier gesondert für eine gesteigerte Tätigkeit der Eliminationssysteme zu sorgen.

- Stoffwechselmittel 5 (St5) Berberis cp JSO
  Regt hepato-renal die Ausscheidung an und leitet Säuren aus, an die sich Schwermetalle bevorzugt anlagern.
  3-mal täglich 10 Globuli
  im täglichen Wechsel mit
- Stoffwechselmittel 6 (St6) Solidago cp JSO
  Verbessert die Nierenenergie und regt die Niere zur Ausscheidung an.
  3-mal täglich 10 Globuli
- Gewebemittel 1 (Gw1) Caulophyllum cp JSO
  Verhindert die Einlagerung von Schwermetallen im Gewebe.
  3-mal täglich 10 Globuli und
- Populus cp-Fluid
  Fördert den Abtransport der Substanzen über Lymph- und Venensystem und bringt sie zu den Ausscheidungssystemen.
  3-mal täglich 15 Tropfen.

Unbedingt auf ausreichende Flüssigkeitszufuhr achten!

> *Tipp aus der Praxis:*
> *Ich habe bei etlichen Patienten beobachtet, dass nach 2 -3 Wochen Übelkeiten auftreten können. In den meisten Fällen war Jsostoma® S, bei Bedarf 3 Tabletten, hilfreich. Offensichtlich muss der Magen mit ausscheiden.*

Anhang

Literaturhinweise

Quellenangaben

Aschner, B. (1995): Technik der Konstitutionstherapie, 7. Auflage, vollständig neu bearbeitet und erg. von Ingo W. Müller. Haug Verlag, Heidelberg

Broy, J. (1992): Die Konstitution. Humorale Diagnostik und Therapie. Foitzick Verlag, München

Hufeland, W. (1799), Academische Buchhandlung

Paracelsus: Sämtliche Werke. Übersetzung B. Aschner. Jena 1926-32 (Repr.: Leipzig 1975-77)

Schünemann, E. (1999): Wasser hat ein Gedächtnis, HP-Heilkunde, 21. Jahrgang, Heft 2/1999, S. 15-19

Staufer, K. (1924): Homöotherapie, Johannes Sonntag Verlag, Regensburg

Leseempfehlungen

Broy, J. (1992): Die Konstitution. Humorale Diagnostik und Therapie. Foitzick Verlag, München

Hemm, W., Mair, S. (2003): Praktische Biochemie nach Dr. Schüßler. Alt bewährt, neu bearbeitet. Foitzick Verlag, München

Hemm, W., Mair, S., Schünemann, M.; Wagner, R. (2003): Das Rezeptierbuch. Die JSO-Komplex-Heilweise. Foitzick Verlag, München

Krauß, Th. (1997): Die Grundgesetze der JSO-Komplex-Heilweise, 14. Auflage. Sonntag Verlag, Stuttgart

Richter, H.; Schünemann, M. (2003): Spagirisch heilen. Die JSO-Komplex-Heilweise. Foitzick Verlag, München

Schünemann, E. (1999): Wasser hat ein Gedächtnis, HP-Heilkunde, 21. Jahrgang, Heft 2/1999, S. 15-19

Staufer, K. (1924): Homöotherapie, Johannes Sonntag Verlag, Regensburg

Index

Ableitung 45
Aderlass 63
Amalgamausleitung 88
Arznei-Therapie 55
– zur Ableitung 56
– zur Ausleitung 59
– zur Entgiftung 62
Assimilation 13
Ausleitung 47

Baunscheidt-Verfahren 68
Blutegel 70
Blutsystem 29

Cantharidenpflaster 73
Choleriker 25

Diathese 27
Disposition 27
Dissimilation 14
Dyskrasie 49

Einlauf 70
Elimination 14
Eliminationssysteme 35
– Bauchspeicheldrüse 39
– Blase 42
– Darm 40
– Haut 44
– HNO-Schleimhäute 35
– Leber 39
– Lunge 36
– Magen 37
– Mundspeicheldrüsen 36
– Niere 41
– Urogenitaltrakt 43
Entgiftung 49

Fasten 73
Frühjahrskur 79

Grundfunktionen der
    Naturheilkunde 13
Grundsubstanz nach
    Pischinger 33

Herbstkur 83
– Rezeptvorschlag 85
Hydrotherapie 71

Irritabilität 17

JSO-Entgiftungstherapie 75

Kolloide 33
Konstitution 26

Lebenskraft 17
Lösen 52
Lymphsystem 31

Melancholiker 25

Naturheilkunde
  Vier Säulen der 22

Phlegma 31
Phlegmatiker 25
Purgieren 53

Regelkreis des Lebens 12
Regelkreise 11
Reiz
– Beantwortung 17
– Leitungsfähigkeit 17
– Wahrnehmung 17
Reizfähigkeit 17
Reizlehre 17
– Regeln 18
Rödern der Nasengänge 72

Sanguiniker 25
Schröpfen 66
Schwäche, reizbare 19
Schwarzgalle 15
Schwermetallausleitung 87
Sensibilität 17

Temperamente 23

Überschussstoff 13, 15

Vegetativum 32
Verdünnen 51

Wickel 72